中医临床技能与实践

主编 刘 玉 王 巍 张晓霞 安婷婷 郑召善

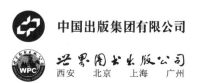

中国出版集团有限公司

世界图书出版公司
西安 北京 上海 广州

图书在版编目（CIP）数据

中医临床技能与实践/刘玉等主编.—西安：世界图书出版西安有限公司，2023.11
ISBN 978-7-5232-0967-7

Ⅰ.①中… Ⅱ.①刘… Ⅲ.①中医临床 Ⅳ.①R24

中国国家版本馆CIP数据核字（2024）第000839号

书　　名	**中医临床技能与实践** ZHONGYI LINCHUANG JINENG YU SHIJIAN
主　　编	刘　玉　王　巍　张晓霞　安婷婷　郑召善
责任编辑	胡玉平
装帧设计	济南睿诚文化发展有限公司
出版发行	**世界图书出版西安有限公司**
地　　址	西安市雁塔区曲江新区汇新路355号
邮　　编	710061
电　　话	029-87214941　029-87233647（市场营销部） 029-87234767（总编室）
经　　销	全国各地新华书店
印　　刷	山东麦德森文化传媒有限公司
开　　本	787mm×1092mm　1/16
印　　张	10.75
字　　数	212千字
版次印次	2023年11月第1版　2023年11月第1次印刷
国际书号	ISBN 978-7-5232-0967-7
定　　价	128.00元

编委会

中医学是一门以中医药理论与实践经验为主体、研究人类生命活动中健康与疾病转化规律的综合性学科。它蕴含着丰富的华夏文化,是中华民族千百年来的文化精髓,是人文与生命科学有机结合形成的系统、整体的医学体系。近年来,中医学对疾病的诊断、辨证分型更加规范,防病治病方法上也有了许多创新,这就需要广大的医学工作者不断更新知识、提升专业水平。为了拓宽临床医师的知识领域,了解和掌握病症的诊断方法与治疗规范,提高医学水平,我们特邀请相关专家编写了《中医临床技能与实践》一书。

本书详细介绍了脑系、心系、肺系、脾胃系等临床常见疾病的病因病机、临床表现、诊断、辨证论治等内容。本书在论述疾病病因病机时注重理论性,在临床表现、诊断及辨证论治等方面突出实用性和操作性,充分体现了中医治疗疾病的优势。本书在内容编写上参阅大量书籍与文献,着重体现中医特色,精选临床最常见的疾病,集科学性与实用性于一体。本书层次清晰、简明扼要、重点突出,符合中医医务人员和医疗单位的需要,可作为中医临床医师及中医药院校学生的参考用书。

由于编者时间和水平有限,书中难免存在不足,恳请各位读者提出宝贵意见,以便不断完善。

《中医临床技能与实践》编委会

2023 年 2 月

目录 • Contents

第一章　脑系病证 ·· 1

　　第一节　头痛 ·· 1

　　第二节　眩晕 ·· 8

　　第三节　癫狂 ·· 15

第二章　心系病证 ·· 27

　　第一节　心悸 ·· 27

　　第二节　胸痹 ·· 36

　　第三节　真心痛 ·· 46

　　第四节　心衰 ·· 50

第三章　肺系病证 ·· 83

　　第一节　肺胀 ·· 83

　　第二节　肺痨 ·· 89

　　第三节　肺痿 ·· 96

　　第四节　肺癌 ·· 103

第四章　脾胃系病证 ·· 113

　　第一节　呕吐 ·· 113

　　第二节　呃逆 ·· 120

　　第三节　反胃 ·· 126

　　第四节　胃缓 ·· 134

第五章　肝胆系病证 ·· 143

　　第一节　肝著 ·· 143

　　第二节　肝癖 ·· 148

　　第三节　黄疸 ·· 157

　　第四节　胁痛 ·· 160

参考文献 ·· 163

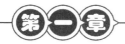

脑 系 病 证

第一节 头 痛

头痛是指由于外感或内伤而引起,导致脉络不畅或失养,清窍不利,以患者自觉头部疼痛为特征的一种常见病证。本病可单独出现,也可见于多种急、慢性疾病过程中,有时亦是某些相关疾病加重或恶化的先兆。若头痛属某一疾病过程中所出现的兼症,则不属本节讨论范围。

头痛之记载源于《内经》,在《素问·风论》中称之为"脑风""首风",提出外感内伤均可导致本病发生,如《素问·风论》曰:"新沐中风,则为首风。"《素问·五藏生成》曰:"是以头痛巅疾,下虚上实。"并指出六经病变皆可导致头痛。

汉代张仲景在《伤寒论》中指出了太阳病、阳明病、少阳病、厥阴病头痛的见证,创立了不同头痛的治疗方药。李东垣在《东垣十书》中将头痛分为外感与内伤两类,根据病因和症状不同,指出头痛有湿热头痛、偏头痛、真头痛、气虚头痛、血虚头痛、厥逆头痛等,还在《内经》和《伤寒论》的基础上,补充了太阴头痛和少阴头痛,为头痛分经用药奠定了基础。

《丹溪心法·头痛》中又提出了痰厥头痛和气滞头痛,并指出头痛"如不愈各加引经药,太阳川芎,阳明白芷,少阳柴胡,太阴细辛,厥阴吴茱萸",至今对临床仍有指导意义。

部分医著中还有"头风"的记载,实际上仍属于头痛。如《证治准绳·头痛》说:"医书多分头痛、头风为二门,然一病也,但有新久去留之分耳。浅而近者名头痛,其痛卒然而至,易于解散速安也;深而远者为头风,其痛作止不常,愈后遇触复发也。皆当验其邪所从来而治之。"

清代医家王清任在《医林改错·头痛》中论述血府逐瘀汤证时说:"头痛无表

证,无里证,无气虚、痰饮等证,忽犯忽好,百方不效,用此方一剂而愈。"提出了瘀血导致头痛的学说。至此,对头痛的辨证施治理论已基本完备。

头痛见于西医学之内、外、精神、神经、五官等各科疾病中。本节主要讨论内科范畴的头痛,如血管性头痛、紧张性头痛、三叉神经痛、外伤后头痛、神经官能症等,其他各科头痛也可参考本节内容辨证论治。

一、病因病机

头痛的发生是因外感或内伤导致邪扰清窍,或脉络失养而为病。外感者以风邪为主,内伤者与肝、脾、肾关系密切。

(一)感受外邪

多由起居不慎,感受风寒湿热之邪,邪壅经络,气血受阻而发为头痛。因风为百病之长,"伤于风者,上先受之""巅高之上,惟风可到",故六淫之中以风邪为主要病因。

若夹寒邪,寒凝血滞,脉络不畅,不通则痛;若夹热邪,风热上炎,侵扰清窍而为头痛;若夹湿邪,风伤于巅,湿困清阳,蒙蔽清空而为头痛。若感湿较重,湿邪困脾,尚可致痰湿内生,清窍蒙蔽,形成外感与内伤并存。

(二)情志内伤

情志不遂,忧郁恼怒,肝失疏泄,郁而化火,上扰清窍,可发为头痛;若火郁日久,火盛伤阴,肝失濡养,肾精被伐,肝肾精血不能上承,也可引发头痛。

(三)先天不足或房事不节

先天禀赋不足,或纵欲过度,可使肾精亏虚。肾主骨生髓,脑为髓海,肾精亏损日久,可致髓海空虚而为头痛。少数肾虚头痛与阴损及阳、清阳不升有关。

(四)饮食劳倦或久病体虚

饮食不节或劳倦过度可使中焦脾胃受伤,脾为气血生化之源,脾虚气血生化乏源,气血不能上荣脑髓脉络,则发为头痛。

久病、产后、失血等也可形成营血亏损,脑髓失充,脉络失荣而头痛。若脾失健运,痰湿内生,痰浊闭阻清窍,清阳不升,又可形成痰浊头痛。

(五)头部外伤或久病入络

跌仆闪挫,头部外伤,或久痛不解,均可导致气滞血瘀,脑络痹阻,不通则痛;久病瘀血不去,新血不生,常在瘀血之中夹有血虚,形成虚实错杂之证。

总之,头痛的病位虽在头,但病变涉及脾、肝、肾等脏腑,风、火、痰、瘀、虚为致病之主要因素,脉络阻闭、清窍失养为其主要病机。

二、诊断

(一)诊断要点

1.病史

常有感受外邪、情志不遂、劳倦过度、头部外伤等诱因,或有反复发作病史。疼痛持续时间、发作频率、疼痛轻重等常与病程有关。病程长者多发作频繁、持续时间长、疼痛重;病程短者多偶尔发作、持续时间短、疼痛轻。

2.临床特征

突然发病或反复发作,以前额、额颞、巅顶、顶枕部或全头部疼痛为主症,多表现为跳痛、胀痛、昏痛、刺痛、隐痛等。有突然而作,痛无休止者;也有反复发作,时痛时止者;头痛发作可持续数分钟、数小时、数天或数周不等。

(二)辅助检查

外感头痛可伴有血常规异常,内伤头痛常有血压改变,必要时作脑脊液、脑电图检查,有条件者可作经颅多普勒、颅脑 CT 和 MRI 等检查,以排除器质性疾病。

(三)类证鉴别

本病应与下列头痛症状突出的疾病鉴别。

1.真头痛

真头痛表现为突然剧烈头痛,或持续痛而阵发加重,甚至呈喷射状呕吐不已,以致肢厥、抽搐,是临床急重症之一。

2.眩晕

眩晕与头痛可单独出现。也可同时出现。眩晕以头晕眼花,站立不稳,甚则天旋地转为主要特征,多为虚证,以内伤为主要病因;头痛以头部疼痛为主,多为实证,其病因有外感和内伤之分。

三、辨证要点

(一)辨疼痛轻重

一般来说,以外感者疼痛较重,内伤者疼痛较轻;寒厥头痛、偏头痛较重,气虚、血虚、肝肾阴虚头痛较轻;气虚头痛早晨加重;血虚头痛午后加重。

(二)辨疼痛性质

痰湿头痛多重坠或胀;肝火头痛多跳痛;寒厥头痛刺痛伴有寒冷感;阳亢者

头痛而胀;气血、肝肾阴虚者隐痛绵绵或空痛。

(三)辨部位

前额为阳明头痛,后部为太阳头痛,两侧为少阳头痛,巅顶为厥阴头痛。一般气血亏虚、肝肾阴虚以全头作痛为多;阳亢者痛在枕部,多连颈肌;寒厥者痛在巅顶;肝火者痛在两颞。

(四)辨影响因素

气虚头痛与过劳有关;肝火头痛因情志波动而加重;寒湿头痛常随天气变化而变化;肝阳上亢头痛常因饮酒或暴食而加重;肝肾阴虚者每随失眠加重而加重;偏头痛者常遇风寒则痛发。

(五)辨外感内伤

外感头痛起病急,一般疼痛较重,多表现为跳痛、灼痛、重痛、掣痛、胀痛,痛无休止,多有感邪病史,属实证;内伤头痛起病缓,一般疼痛较轻,多表现为隐痛、昏痛、空痛,痛势悠悠,时作时止,遇劳或情志刺激加重,属虚证或虚实错杂证。

四、中药治疗

本病的发生是因脉络痹阻或清窍失养而成,因此治疗时须以缓急止痛为基本原则。外感者宜祛邪活络,内伤者宜调理脏腑气血阴阳;实证者攻邪为主,虚证者补虚为要。

(一)外感头痛

1.风寒头痛

证候:起病较急,头痛剧烈,连及项背,恶风畏寒,遇风尤剧,口淡不渴;舌淡苔薄白,脉多浮紧。

证候分析:本证以风寒侵袭,脉络痹阻为主要病机。寒性收引凝滞,风寒袭表,脉络痹阻较甚,故头痛剧烈;风寒首犯太阳,太阳主一身之表,故见恶风畏寒、脉浮紧等表证;太阳经脉布于项背,故痛连项背;口淡不渴、脉浮紧均为风寒外袭之征。本证以头痛剧烈,连及项背,遇风尤剧,脉浮紧为辨证要点。

治法:疏风散寒。

方药:川芎茶调散加减。若风寒表证明显,重用川芎,加苏叶、生姜,减薄荷;鼻塞者加苍耳子、辛夷;素体阳虚,恶寒较重者,加制川乌、麻黄、桂枝。

若巅顶头痛,干呕,吐涎沫,甚则四肢厥冷,苔白,脉弦,为寒犯厥阴,治当温散厥阴寒邪,宜用吴茱萸汤加半夏、藁本、川芎。

若头痛、背冷、脉沉细或弦紧,为寒邪客于少阴,治当温散少阴寒邪,宜用麻黄附子细辛汤加白芷、川芎。

2.风热头痛

证候:头胀痛,甚则头痛如裂,发热或恶风,口渴喜饮,面红目赤,便秘溲黄;舌红苔黄,脉浮数。

证候分析:本证以风热上扰清窍,脑络失和为主要病机。风热上扰,故见头胀痛,甚则头痛如裂;风热袭表,故见发热或恶风,口渴喜饮;热伤津液,故见便秘溲黄;面红目赤、舌红苔黄、脉浮数均为风热袭表之象。本证以头胀痛,甚则头痛如裂,发热或恶风,舌红苔黄,脉浮数为辨证要点。

治法:疏风清热。

方药:芎芷石膏汤加减。热盛者去藁本,改用黄芩、薄荷、蔓荆子、山栀子辛凉清热;若热盛伤津,症见舌红少津,加知母、麦冬、石斛、天花粉清热生津;若大便秘结,口舌生疮,腑气不通者,合用黄连上清丸,以苦寒通腑泄热。

3.风湿头痛

证候:头痛如裹,肢体困重,胸闷纳呆,腹胀,或大便稀溏;苔白腻,脉濡滑。

证候分析:本证以风湿上蒙清窍,阻遏清阳为主要病机。湿性黏滞,易阻遏阳气,而头又为诸阳之会,故风湿最易致清阳不升而出现头痛如裹,肢体困重;湿邪最易困阻脾胃,故见胸闷纳呆,腹胀,便溏;苔白腻,脉濡滑均为湿象。本证以头痛如裹,肢体困重,苔白腻,脉濡滑为辨证要点。

治法:祛风胜湿。

方药:羌活胜湿汤加减。若症见胸闷纳呆、便溏,证属湿浊中阻,加苍术、厚朴、陈皮等燥湿宽中;若恶心呕吐者,加生姜、半夏、藿香等化浊降逆止呕;若身热汗出不畅,胸闷口渴,为暑湿所致,宜用黄连香薷饮加藿香、佩兰等清暑化湿。

(二)内伤头痛

1.肝阳头痛

证候:头胀痛,眩晕,心烦易怒,或兼胁痛,夜寐不宁,口干口苦;舌红苔薄黄,脉沉弦有力。

证候分析:本证的病机主要是肝阳上亢,风阳上扰。虚阳亢于上,气血并走于头面,故见头胀痛;阳亢生风,故见眩晕;阳热有余,故见心烦易怒,夜寐不宁,口干口苦;舌红苔薄黄、脉沉弦有力均属肝阳上亢之征。本证以头胀痛,眩晕,舌红苔薄黄,脉沉弦有力为辨证要点。

治法:平肝潜阳。

方药:天麻钩藤饮加减。眩晕重者加生龙牡以加强重镇潜阳之力;若头痛朝轻暮重,或遇劳加剧,脉弦细,舌红苔薄少津,属肝肾阴虚,酌加生地、何首乌、女贞子、枸杞子、旱莲草滋养肝肾;失眠重者,加枣仁、柏子仁,配合琥珀粉冲服。

2.痰浊头痛

证候:头痛昏蒙,胸脘痞闷,呕恶痰涎;苔白腻,脉沉弦或沉滑。

证候分析:本证的病机主要是痰浊中阻,上蒙清窍。痰为阴邪,易阻滞气机,并可随气升降,若痰浊内盛,既可阻滞清阳上升,又可占据阳位而上蒙清窍,故可引起头痛昏蒙;痰湿中阻脾胃,脾失健运,升降失和,故见胸脘痞闷,呕恶痰涎;苔白腻、脉滑均为痰浊内盛之征。本证以头痛昏蒙,胸脘痞闷,呕恶,苔白腻为辨证要点。

治法:健脾化痰,降逆止痛。

方药:半夏白术天麻汤加减。若痰郁化热显著,症见舌苔黄腻、口干苦,加竹茹、枳实、黄芩清热燥湿化痰;胸脘痞闷重,加厚朴、枳壳、瓜蒌;呕恶痰涎,加生姜、砂仁。

3.瘀血头痛

证候:头痛如刺,固定不移,经久不愈,或头部有外伤史;舌紫或有瘀斑、瘀点,苔薄白,脉沉细或细涩。

证候分析:本证的病机主要是瘀血阻窍,络脉不通,不通则痛。瘀血为有形之邪,阻滞经络较甚,故见头痛固定,痛如锥刺;瘀血化解较难,故多病势缠绵,经久不愈;舌紫脉涩均为瘀血之征。本证以头痛如刺,固定不移,舌紫或有瘀斑、瘀点,苔薄白,脉沉细或细涩为辨证要点。

治法:活血化瘀通窍。

方药:通窍活血汤加减。头痛日久酌加全蝎、蜈蚣等虫类药搜逐风邪、活络止痛;病久多伴气血两虚,可加四君子汤健脾益气,另加当归养血活血,以助活络化瘀之力;若因受风寒而头痛加重,可加细辛、桂枝,待痛缓再予调理。

4.血虚头痛

证候:头痛而晕,心悸不宁,失眠多梦,面色萎黄;舌淡苔薄白,脉沉细而弱。

证候分析:本证的病机主要是营血不足,脑络失养。"血主濡之",血对各脏腑组织具有营养作用,血虚头目失养则头痛而晕;心失所养则心悸失眠多梦;肌肤失养则面色萎黄;舌淡苔薄白、脉沉细而弱也是血虚之征。本证以头痛眩晕,心悸失眠多梦,舌淡苔薄白,脉沉细而弱为辨证要点。

治法:养血疏风止痛。

方药:加味四物汤加减。方以四物汤加菊花、蔓荆子组成,具有养血疏风之功,临证可酌加阿胶、龟板胶、鸡子黄等血肉有情之品;若心悸失眠,加龙眼肉、枣仁、远志、茯神;兼气虚者,加党参、黄芪,或以八珍汤加减;本证常有食少纳呆等脾虚见症,可酌加山楂、麦芽、神曲等助运化,以促气血化生。

5.气虚头痛

证候:头痛绵绵,遇劳则重,神疲乏力、面色㿠白、自汗、气短、畏风、食欲缺乏;舌淡苔薄,脉细无力。

证候分析:本证病机主要是气虚清阳不升,清窍失养。头为诸阳之会,清阳不升,头目失养,故头痛绵绵,面色㿠白;劳则气耗,故遇劳则重;气虚运化无力,故食欲缺乏;气虚鼓动无力,故神疲乏力,气短;气虚卫外不固,故自汗,畏风;舌淡苔薄、脉细无力亦气虚之象。本证以头痛绵绵,遇劳加重,神疲乏力,舌淡苔薄,脉细无力为辨证要点。

治法:益气升清。

方药:顺气和中汤加减。以补中益气汤加细辛、蔓荆子、川芎组成,有益气升清止痛之功,为气虚头痛的有效方剂。自汗、气短、畏风者加五味子、煅牡蛎,或配合玉屏风散常服;若心悸失眠,属气血两虚,可加龙眼肉、枣仁、茯神,待痛减以归脾丸善后。

6.肾虚头痛

证候:头空痛,眩晕,耳鸣少寐,腰痛酸软,遗精,带下,神疲乏力;舌红少苔,脉沉细无力。

证候分析:本证的病机主要是肾精亏虚,髓海不足,脑失所养。脑为髓海,肾主骨生髓,肾虚髓海空虚,故头空痛,眩晕;肾虚腰府失养,故腰痛酸软,耳鸣少寐;肾气亏虚,精关、带脉不固,故遗精、带下;舌红少苔、脉沉细无力均为肾虚之象。本证以头空痛,眩晕,耳鸣少寐,舌红少苔,脉沉细无力为辨证要点。

治法:补肾养阴。

方药:大补元煎加减。眩晕重者加菊花、枸杞子、钩藤;遗精或带下者加芡实、煅牡蛎、益智仁;耳鸣重者加磁石、生龙骨、珍珠母;待病情好转,可常服杞菊地黄丸或六味地黄丸补肾阴、潜肝阳以巩固疗效。

若肾虚头痛属肾阳不足者,多伴畏寒肢冷,小便清长,舌淡胖,脉沉细,可用右归丸加减以温补肾阳、填精补髓。若兼见外感寒邪者,可予麻黄附子细辛汤。

上述各证的治疗应根据头痛部位而选用不同的引经药,如太阳头痛选羌活、防风;少阳头痛选用川芎、柴胡;阳明头痛选白芷、葛根;太阴头痛选苍术;少阴头痛选用细辛;厥阴头痛选用吴茱萸、藁本等。

此外,临床可见头痛如雷鸣,头面起核或憎寒壮热,名曰"雷头风",多为湿热夹痰所致,宜用清震汤加味以清宣升散、除湿化痰。

另外还有偏头风,其病暴发,痛势甚剧,或左或右,或连及眼、齿,痛止如常人,又称偏头痛,此多为肝经风火所致,治宜平肝息风为主,可予天麻钩藤饮或羚角钩藤汤。

五、其他疗法

(1)风热头痛用银翘解毒片(丸)、羚翘解毒片、桑菊感冒冲剂、维C银翘片等。

(2)风湿头痛用藿香正气丸(水、液、软胶囊)等。

(3)气虚头痛用补中益气丸等。

(4)肾虚头痛用六味地黄丸、肾气丸、左归丸、右归丸等。

(5)血虚头痛用归脾丸等。

六、预防与调护

(1)头痛在急性发作期应适当休息,保证睡眠,不宜食用烧烤辛辣等厚味生热助火食物,同时限制烟酒。

(2)若患者精神紧张,情绪不稳,宜疏导劝慰以稳定情绪。

(3)在头痛缓解后应注意情志、饮食及寒温等的调护,以防复发。

(4)可根据中医辨证运用食疗、气功等辅助治疗。

第二节 眩 晕

一、概述

眩晕是目眩与头晕的总称。目眩即眼花或眼前发黑,视物模糊;头晕即感觉自身或外界景物旋转,站立不稳。两者常同时并见,故统称为眩晕。《医学心悟》:"眩,谓眼黑;晕者,头旋也,故称头旋眼花是也。"本病轻者闭目即止,重者如坐舟船,旋转不定,不能站立,或伴恶心、呕吐、汗出等;严重者可突然昏倒。眩晕多属肝的病变,可由风、火、痰、虚等多种原因引起。本病又可称为"头眩""头风眩""旋运"等。现代医学中的内耳性眩晕、脑动脉硬化、高血压、贫血等,以眩晕为主症时,可参照本节进行辨证治疗。

二、病因病机

(一)肝阳上亢

肝为风木之脏,体阴而用阳,其性刚劲,主动主升,阳盛体质之人,阴阳平衡失其常度,阴亏于下,阳亢于上,则见眩晕;或忧郁、恼怒太过,肝失条达,肝气郁结,气郁化火伤阴,肝阴耗伤,风阳易动,上扰头目,发为眩晕;或肾阴素亏不能养肝,水不涵木,木少滋荣,阴不维阳,肝阳上亢,肝风内动,发为眩晕。

(二)肾精不足

肾为先天之本,藏精生髓,聚髓为脑,若先天不足,肾阴不充,或年老肾亏,或久病伤肾,或房劳过度,肾失封藏,导致肾精亏耗,不能生髓充脑,脑失所养,而生眩晕。

(三)气血亏虚

脾胃为后天之本,气血生化之源,如忧思劳倦或饮食失节,损伤脾胃;或先天禀赋不足,或年老阳气虚衰,而致脾胃虚弱,不能运化水谷,而生气血;或久病不愈,耗伤气血;或失血之后,气随血耗,气虚则清阳不振,清气不升;血虚则肝失所养,而虚风内动,皆能发生眩晕。

(四)痰浊中阻

饮食不节、肥甘厚味太过,损伤脾胃,或忧思、劳倦伤脾,以致脾阳不振,健运失职,水湿内停,积聚成痰;或肺气不足,宣降失司,水津不得通调输布,津液留聚而生痰;或肾虚不能化气行水,水泛而为痰;或肝气郁结,气郁湿滞而生痰。痰阻经络,清阳不升,清空之窍失其所养,所以头目眩晕。若痰浊中阻更兼内生之风、火作祟,则痰夹风、火,眩晕更甚;若痰湿中阻,更兼内寒,则有眩晕昏仆之虑。

(五)瘀血内阻

跌仆坠损,头脑外伤,瘀血停留,阻滞经脉,而致气血不能荣于头目;或瘀停胸中,迷闭心窍,心神飘摇不定;或妇人产时感寒,恶露不下,血瘀气逆,并走于上,迫乱心神,干扰清空,皆可发为眩晕。

总之,眩晕一证,以内伤为主,尤以肝阳上亢、气血虚损及痰浊中阻为常见。前人所谓"诸风掉眩,皆属于肝""无痰不作眩""无虚不作眩"等,均是临床实践经验的总结。眩晕多系本虚标实,实指风、火、痰、瘀,虚则指气血阴阳之虚;其病变脏腑以肝、脾、肾为重点,三者之中,又以肝为主。

三、诊断与鉴别诊断

(一)诊断

眩晕的诊断,主要依据目眩、头晕等临床表现,患者眼花或眼前发黑,视外界景物旋转动摇不定,或自觉头身动摇,如坐舟车,同时或兼见耳鸣、耳聋、恶心、呕吐、汗出、怠懒、肢体震颤等症状。

(二)鉴别诊断

1.厥证

厥证以突然昏倒,不省人事,或伴有四肢逆冷,发作后一般常在短时内逐渐苏醒,醒后无偏瘫、失语、口眼㖞斜等后遗症。但特别严重的,也可以一厥不复而死亡为特点。眩晕发作严重者,有欲仆或晕旋扑倒的现象与厥证相似,但一般无昏迷及不省人事的表现。

2.中风

中风以猝然昏仆,不省人事,伴有口眼㖞斜,偏瘫,失语;或不经昏仆而仅以㖞僻不遂为特征。本证昏仆与眩晕之甚者似,但其昏仆则必昏迷不省人事,且伴㖞僻不遂,则与眩晕迥然不同。

3.痫证

痫证以突然仆倒,昏不知人,口吐涎沫,两目上视,四肢抽搐,或口中如作猪羊叫声,移时苏醒,醒后一如常人为特点。本证昏仆与眩晕之甚者似,且其发作前常有眩晕、乏力、胸闷等先兆,痫证发作日久之人,常有神疲乏力,眩晕时作等症状出现,故亦应与眩晕进行鉴别。鉴别要点在于痫证之昏仆,亦必昏迷不省人事,更伴口吐涎沫,两目上视,四肢抽搐,或口中如作猪羊叫声等表现。

四、辨证分析

眩晕虽病在清窍,但与肝、脾、肾三脏功能失常有密切关系。故辨证首先分清脏腑虚实。又因病因之不同,当分清风、火、痰、瘀、虚之变。

(一)肝阳上亢

1.症状

眩晕、耳鸣、头胀痛、易怒、失眠多梦、脉弦。或兼面红、目赤、口苦、便秘尿赤,舌红苔黄,脉弦数;或兼腰膝酸软、健忘、遗精、舌红少苔、脉弦细数;甚或眩晕欲仆、泛泛欲呕、头痛如掣、肢麻震颤、语言不利、步履不正。

2.病机分析

肝阳上亢,上冒巅顶,故眩晕、耳鸣、头痛且胀,脉见弦象;肝阳升发太过,故易怒;阳扰心神,故失眠多梦;若肝火偏盛,循经上炎,则兼见面红、目赤、口苦,脉弦且数;火热灼津,故便秘尿赤,舌红苔黄;若属肝肾阴亏,水不涵木,肝阳上亢者,则兼见腰膝酸软、健忘、遗精、舌红少苔,脉弦细数。若肝阳亢极化风,则可出现眩晕欲仆、泛泛欲呕、头痛如掣、肢麻震颤、语言不利、步履不正等风动之象。此乃中风之先兆,宜加防范。

(二)气血亏虚

1.症状

眩晕,动则加剧;劳累即发,神疲懒言,气短声低,面白少华、萎黄、面有垢色、心悸失眠,纳减体倦,舌色淡、质胖嫩、边有齿印,苔少或厚,脉细或虚大;或兼食后腹胀,大便溏薄;或兼畏寒肢冷,唇甲淡白;或兼诸失血证。

2.病机分析

气血不足,脑失所养,故头晕目眩,活动劳累后眩晕加剧,或劳累即发;气血不足,故神疲懒言,面白少华或萎黄;脾肺气虚,故气短声低;营血不足,心神失养,故心悸失眠;气虚脾失健运,故纳减体倦,舌色淡、质胖嫩、边有齿印,苔少或厚,脉细或虚大,均是气虚血少之象。若偏于脾虚气陷,则兼见食后腹胀,大便稀溏。若脾阳虚衰,气血生化不足,则兼见畏寒肢冷,唇甲淡白。

(三)肾精不足

1.症状

眩晕,精神萎靡,腰膝酸软,或遗精,滑泄,耳鸣,发落,齿摇,舌瘦嫩或嫩红,少苔或无苔,脉弦细或弱或细数。或兼见头痛颧红,咽干,形瘦,五心烦热,舌嫩红,苔少或光剥,脉细数,或兼见面色㿠白或黧黑,形寒肢冷,舌淡嫩、苔白或根部有浊苔,脉弱尺甚。

2.病机分析

肾精不足,无以生髓,脑髓失充,故眩晕,精神萎靡;肾主骨,腰为肾之府,齿为骨之余,精虚骨骼失养,故腰膝酸软,牙齿动摇;肾虚封藏固摄失职,故遗精滑泄;肾开窍于耳,肾精虚少,故时时耳鸣;肾其华在发,肾精亏虚,故发易脱落;肾精不足,阴不维阳,虚热内生,故颧红,咽干,形瘦,五心烦热,舌嫩红、苔少或光剥,脉细数。精虚无以化气,肾气不足,日久真阳亦衰,故面色㿠白或黧黑,形寒肢冷,舌淡嫩,苔白或根部有浊苔,脉弱尺甚。

(四)痰浊内蕴

1.症状

眩晕,倦怠或头重如蒙,胸闷或时吐痰涎,少食多寐,舌胖、苔浊腻或白厚而润,脉滑或弦滑,或兼结代,或兼见心下逆满,心悸怔忡;或兼头目胀痛,心烦而悸,口苦尿赤,舌苔黄腻,脉弦滑而数;或兼头痛耳鸣,面赤易怒,胁痛,脉弦滑。

2.病机分析

痰浊中阻,上蒙清窍,故眩晕;痰为湿聚,湿性重浊,阻遏清阳,故倦怠头重如蒙;痰浊中阻,气机不利,故胸闷;胃气上逆,故时吐痰涎;脾阳为痰浊阻遏,故少食多寐;舌胖、苔浊腻或白厚而润,脉滑或兼结代,均为痰浊内蕴之征。若为阳虚不化水,寒饮内停,上逆凌心,则兼见心下逆满,心悸怔忡;若痰浊久郁化火,痰火上扰则头目胀痛,口苦;痰火扰心,故心烦而悸;痰火劫津,故尿赤;苔黄腻,脉弦滑而数,均为痰火内蕴之象。若痰浊夹肝阳上扰,则兼头痛耳鸣,面赤易怒,胁痛,脉弦滑。

(五)瘀血阻络

1.症状

眩晕,头痛,或兼见健忘,失眠,心悸,精神不振,面或唇色紫暗,舌有紫斑或瘀点,脉弦涩或细涩。

2.病机分析

瘀血阻络,气血不得正常流布,脑失所养,故眩晕;时作头痛,面唇紫暗,舌有紫斑瘀点,脉弦涩或细涩,均为瘀血内阻之征;瘀血不去,新血不生,心神失养,故可兼见健忘、失眠、心悸、精神不振。

五、治疗

(一)治疗原则

眩晕之治法,以滋养肝肾、益气补血、健脾和胃为主。若肝阳上亢,化火生风者,则清之、镇之、潜之、降之;痰浊上逆则荡涤之;兼外感则表散之;兼气郁则疏理之。均为急则治标之法。且眩晕多属本虚;标实之证,故常须标本兼顾。

(二)治法方药

1.肝阳上亢

治法:平肝潜阳,清火息风。

方药:天麻钩藤饮加减。本方以天麻、钩藤平肝风治风晕为主药,配以石决明潜阳,牛膝、益母草下行,使偏亢之阳气复为平衡;加黄芩、山栀以清肝火,使肝风肝火平息;再加杜仲、桑寄生养肝肾;夜交藤、茯神以养心神、固根本。

若肝火偏盛,可加龙胆草、丹皮以清肝泄热;或改用龙胆泻肝汤加石决明、钩藤等以清泻肝火;若兼腑热便秘者,可加大黄、芒硝以通腑泄热。若肝阳亢极化风,宜加羚羊角(或水牛角)、牡蛎、代赭石之属以镇肝息风,或用羚羊角汤加减(羚羊角、钩藤、石决明、龟甲、夏枯草、生地黄、黄芩、牛膝、白芍、丹皮)以防中风变证的出现。若肝阳亢而偏阴虚者,加滋养肝肾之药,如牡蛎、龟甲、鳖甲、首乌、生地、淡菜之属。若肝肾阴亏严重者,应参考肾精不足证结合上述化裁治之。

2.气血亏虚

治法:补益气血,健运脾胃。

方药:归脾汤加减。方中黄芪、党参益气生血;白术、茯苓、炙甘草健脾益气;当归、龙眼肉养血补血;远志、酸枣仁养血安神;木香行气,使补而不滞。

若脾失健运,大便溏薄者,加炒山药、莲子肉、炒薏苡仁,以健脾止泻;若气虚兼寒,症见形寒肢冷,腹中隐痛者,加肉桂、干姜以温散寒邪;若血虚者,可加熟地、阿胶、何首乌以补血养血。

若中气不足,清阳不升,时时眩晕,懒于动作,面白少神,大便溏薄,宜补中益气,升清降浊,用补中益气汤加减。

若眩晕由失血引起者,应查清失血原因而治之。如属气不摄血者,可用四君子汤加黄芪、阿胶、白及、田三七之属;若暴失血而突然晕倒者,可急用针灸法促其复苏,内服方可用六味回阳饮;重用人参,以取血脱益气之意。

3.肾精不足

治法:补益肾精,充养脑髓。

方药:河车大造丸加减。本方以党参、茯苓、熟地、天冬、麦冬大补气血而益真元;紫河车、龟甲、杜仲、牛膝以补肾益精血;黄柏以清妄动之相火。可选加菟丝子、山萸肉、鹿角胶、女贞子、莲子等以增强填精补髓之力。

若眩晕较甚者,可选加龙骨、牡蛎、鳖甲、磁石、珍珠母之类,以潜浮阳。若遗精频频者,可选加莲须、芡实、桑螵蛸、沙苑子、覆盆子等以固肾涩精。

偏于阴虚者,宜补肾滋阴清热,可用左归丸加知母、黄柏、丹参。方中熟地、山萸肉、菟丝子、牛膝、龟甲补益肾阴;鹿角胶填精补髓;加丹参、知母、黄柏以清内生之虚热;偏于阳虚者,宜补肾助阳,可用右归丸。方中熟地、山萸肉、菟丝子、杜仲为补肾主药;山药、枸杞、当归补肝脾以助肾;附子、肉桂、鹿角胶益火助阳。可酌加巴戟天、淫羊藿、仙茅、肉苁蓉等以增强温补肾阳之力。在病情改善后,可根据辨证选用六味丸或八味丸(金匮肾气丸),较长时间服用,以固其根本。

4.痰浊内蕴

治法:燥湿祛痰,健脾和胃。

方药:半夏白术天麻汤加减。本方半夏燥湿化痰,白术健脾祛湿,天麻息风止头眩为主药;其余茯苓、甘草、生姜、大枣俱是健脾和胃之药,再加橘红以理气化痰,使脾胃健运,痰湿不留,眩晕乃止。

若眩晕较甚,呕吐频作者,可加代赭石、旋覆花、胆南星之类以除痰降逆,或改用旋覆代赭汤;若舌苔厚腻水湿盛重者,可合五苓散;若脘闷不食,加白蔻仁、砂仁化湿醒胃;若兼耳鸣重听,加青葱、石菖蒲通阳开窍;若脾虚生痰者可用六君子汤加黄芪、竹茹、胆星、白芥子之属;若为寒饮内停者,可用苓桂术甘汤加干姜、附子、白芥子之属以温阳化寒饮,或用黑锡丹。

若为痰郁化火,宜用温胆汤加黄连、黄芩、天竹黄等以化痰泄热或合滚痰丸以降火逐痰。若动怒郁勃,痰、火、风交织者,用二陈汤下当归龙荟丸,并可随证酌加天麻、钩藤、石决明等息风之药。若兼肝阳上扰者,可参用上述肝阳上亢之法治之。

5.瘀血阻络

治法:去瘀生新,行血通经。

方药:血府逐瘀汤加减。方中当归、生地、桃仁、红花、赤芍、川芎等为活血消瘀主药;枳壳、柴胡、桔梗、牛膝以行气通络,疏理气机。

若兼气虚,身倦乏力,少气自汗,宜加黄芪,且应重用(60 g以上),以行气行血。若兼寒凝,畏寒肢冷,可加附子、桂枝以温经活血。若兼骨蒸劳热,肌肤甲错,可加丹皮、黄柏、知母。重用干地黄,去柴胡、枳壳、桔梗,以清热养阴,祛瘀生新。

若为产后血瘀血晕,可用清魂散,加当归、延胡索、血竭、没药、童便,本方以人参、甘草益气活血;泽兰、川芎活血祛瘀;荆芥理血祛风;合当归、延胡索、血竭、没药、童便等活血祛瘀药,全方具有益气活血,祛瘀止晕的作用。

第三节 癫 狂

一、定义

癫病以精神抑郁,表情淡漠,沉默痴呆,语无伦次,静而少动为特征;狂病以精神亢奋,狂躁刚暴,喧扰不宁,毁物打骂,动而多怒为特征。癫病与狂病都是精神失常的疾病,两者在临床上可以互相转化,故常并称。

二、历史沿革

癫之病名最早见于马王堆汉墓出土的《足臂十一脉灸经》"数癫疾"。癫狂病名出自《内经》。该书对于本病的症状、病因病机及治疗均有较详细的记载。

在症状描述方面,如《灵枢·癫狂》篇说:"癫疾始生,先不乐,头重痛,视举,目赤,甚作极,已而烦心""狂始发,少卧,不饥,自高贤也,自辨智也,自尊贵也,善骂詈,日夜不休。"

在病因病机方面,《素问·至真要大论篇》说:"诸躁狂越,皆属于火。"《素问·脉要精微论篇》说:"衣被不敛,言语善恶,不避亲疏者,此神明之乱也。"《素问·脉解篇》又说:"阳尽在上,而阴气从下,下虚上实,故狂癫疾也。"指出了火邪扰心和阴阳失调可以发病。《灵枢·癫狂》篇又有"得之忧饥""得之大恐""得之有所大喜"等记载。明确指出情志因素亦可以导致癫狂的发生。《素问·奇病论篇》说:"人生而有病癫疾者,此得之在母腹中时。"指出本病具有遗传性。

在治疗方面,《素问·病能论篇》说:"帝曰:有病怒狂者,其病安生?岐伯曰:生于阳也。帝曰:治之奈何?岐伯曰:夺其实即已,夫食入于阴,长气于阳,故夺其食则已,使之服以生铁落为饮,夫生铁落者,下气疾也。"至《难经》则明确提出癫与狂的鉴别要点,如《二十难》记有"重阳者狂,重阴者癫",而《五十九难》对癫狂二证则从症状表现上加以区别,其曰:"狂癫之病何以别之? 然:狂疾之始发,少卧而不饥,自高贤也,自辩智也,自倨贵也,妄笑好歌乐,妄行不休是也。癫疾始发,意不乐,僵仆直视,其脉三部阴阳俱盛是也。"对两者的鉴别可谓要言不烦。

汉代张仲景《金匮要略·五脏风寒积聚病脉证治》说:"邪哭(作'入'解)使魂魄不安者,血气少也,血气少者属于心,心气虚者,其人则畏;合目欲眠,梦远行而精神离散,魂魄妄行。阴气衰者为癫,阳气衰者为狂。"对本病的病因做进一步的探讨,提出因心虚而血气少,邪乘于阴则为癫,邪乘于阳则为狂。

唐宋以后,对癫狂的证候描述更加确切,唐代孙思邈《备急千金要方·风癫》曰:"示表癫邪之端,而见其病,或有默默而不声,或复多言而漫说,或歌或哭,或吟或笑,或眠坐沟渠,瞰于粪秽,或裸形露体,或昼夜游走,或嗔骂无度,或是蛊蛊精灵,手乱目急。"对癫狂采用针药并用的治疗方式。

金元时期对癫狂的病因学说有了较大的发展。如金代刘完素《素问玄机原病式·五运主病》说:"经注曰多喜为癫,多怒为狂,然喜为心志,故心热甚则多喜而为狂,况五志所发,皆为热,故狂者五志间发。"元代朱丹溪《丹溪心法·癫狂篇》云:"癫属阴,狂属阳……大率多因痰结于心胸间。"提出了癫狂的发病与"痰"有关的理论,并提出"痰迷心窍"之说,对于指导临床实践具有重要意义,也为后世许多医家所遵循。此时不仅对病因病机的认识更臻完善,而且从实践中也积累了一些治疗本病的经验。如治癫用养心血、镇心神、开痰结,治狂用大吐下之法。此外,《丹溪心法》还记有精神治疗的方法。

明清两代,不少医家对本病证治理法的研究多有心得体会。如明代楼英《医学纲目》卷二十五记有:"狂之为病少卧,少卧则卫独行,阳不行阴,故阳盛阴虚,令昏其神。得睡则卫得入于阴,而阴得卫镇,不虚,阳无卫助,不盛,故阴阳均平而愈矣。"对《内经》狂病,由阴阳失调而成的理论有所发挥。再如李梴、张景岳等对癫狂二证的区别,分辨甚详。明代李梴《医学入门·癫狂》说:"癫者异常也,平日能言,癫则沉默;平日不言,癫则呻吟,甚则僵卧直视,心常不乐""狂者凶狂也,轻则自高自是,好歌好舞,甚则弃衣而走,逾垣上屋,又甚则披头大叫,不避水火,且好杀人。"明代张介宾《景岳全书·癫狂痴呆》说:"狂病常醒,多怒而暴;癫病常昏,多倦而静。由此观之,则其阴阳寒热,自有冰炭之异。"明代王肯堂《证治准绳》中云:"癫者,俗谓之失心风。多因抑郁不遂……精神恍惚,言语错乱,喜怒不常。"这一时期的医家肯定了癫狂痰迷心窍的病机,治疗多主张治癫宜解郁化痰、宁心安神为主;治狂则先夺其食,或降其火,或下其痰,药用重剂,不可畏首畏尾。明代戴思恭《证治要诀·癫狂》提出:"癫狂由七情所郁,遂生痰涎,迷塞心窍。"明代虞抟《医学正传》以牛黄清心丸治癫狂,取其豁痰清心之意。至王清任又提出了血瘀可病癫狂的论点,并认识到本病与脑有着密切的关系。如王清任《医林改错》癫狂梦醒汤谓:"癫狂一证……乃气血凝滞脑气,与脏腑气不接,如同做梦一样。"清代何梦瑶《医碥·狂癫痫》剖析狂病病机为火气乘心,劫伤心血,神不守舍,痰涎入踞。清代张璐《张氏医通·神志门》集狂病治法之大成:"上焦实者,从高抑之,生铁落饮;阳明实则脉伏,大承气汤去厚朴加当归、铁落饮,以大利为度;在上者,因而越之,来苏膏,或戴人三圣散涌吐,其病立安,后用洗心散、凉膈散调之;形证脉气俱实,当涌吐兼利,胜金丹一服神效……《经》云:喜乐无极则伤魂,魄伤则狂,狂者意不存,当以恐胜之,以凉药补魄之阴,清神汤。"

综上所述,历代医家则对癫狂的病因、病机、临床症状及治疗进行了较多的论述,对后世有较大的影响。

三、范围

癫病与狂病都是精神失常的疾病,其表现类似于西医学的某些精神病,精神分裂症的精神抑郁型、心境障碍中躁狂抑郁症的抑郁型、抑郁发作大致相当于癫病。精神分裂症的紧张性兴奋型及青春型、心境障碍中躁狂抑郁症的躁狂型、躁狂发作、急性反应性精神病的反应兴奋状态大致相当于狂病。凡此诸病出现症状、舌苔、脉象等临床表现与本篇所述相同者,均可参考本篇进行辨证论治。

四、病因病机

癫狂发生的原因,总与七情内伤密切相关,或以思虑不遂,或以悲喜交加,或以恼怒惊恐,皆能损伤心、脾、肝、胆,导致脏腑功能失调和阴阳失于平秘,进而产生气滞、痰结、火郁、血瘀等,蒙蔽心窍而引起神志失常。狂病属阳,癫病属阴,病因病机有所不同。如清代叶天士《临证指南医案》龚商年按:"狂由大惊大恐,病在肝胆胃经,三阳并而上升,故火炽则痰涌,心窍为之闭塞。癫由积忧积郁,病在心脾包络,三荫蔽而不宣,故气郁则痰迷,神志为之混淆。"

癫狂发生的存在原发病因、继发病因和诱发因素。原发病因有禀赋不足,情志内伤和饮食不节;继发病因有气滞、痰结、火郁、血瘀等;诱发因素有情志失节,人事怫意,突遭变乱及剧烈的情志刺激。癫病起病多缓慢,渐进发展,癫病病位在肝、脾、心、脑,病之初起多表现为实证,后转换为虚实夹杂,病程日久,损伤心、脾、脑、肾,转为虚证。狂病急性发病,狂病病位在肝、胆、胃、心、脑,病之初起为阳证、热证、实证,渐向虚实夹杂转化,终至邪去正伤,渐向癫病过渡。

兹从气、痰、火、瘀四个方面对本病的病因病机列述如下。

(一)气机阻滞

《素问·举痛论篇》有"百病皆生于气"之说,平素易怒者,由于郁怒伤肝,肝失疏泄,则气机失调,气郁日久,则进一步形成气滞血瘀,或痰气互结,或气郁化火,阻闭心窍而发为癫狂。正如《证治要诀·癫狂》所说"癫狂由七情所郁,遂生痰涎,迷塞心窍"。

(二)痰浊蕴结

自从金元时期朱丹溪提出癫狂与"痰"有关的论点以后,不少医家均宗其说。

如明代张景岳《景岳全书·癫狂痴呆》说："癫病多由痰气，凡气有所逆，痰有所滞，皆能壅闭经络，格塞心窍。"近代张锡纯《医学衷中参西录·医方》明确指出："癫狂之证，乃痰火上泛，瘀塞其心与脑相连窍络，以致心脑不通，神明皆乱。"由于长期的忧思郁怒造成气机不畅，肝郁犯脾，脾失健运，痰涎内生，以致气血痰结。或因脾气虚弱，升降失常，清浊不分，浊阴蕴结成痰，则为气虚痰结。无论气郁痰结或气虚痰结，总由"痰迷心窍"而病癫病。若因五志之火不得宣泄，炼液成痰，或肝火乘胃，津液被熬，结为痰火；或痰结日久，郁而化火，以致痰火上扰，心窍被蒙，神志遂乱，也可发为狂病。

（三）火郁扰神

《内经》早就指出狂病与火有关。如《素问·至真要大论篇》指出："诸躁狂越，皆属于火。"《素问·阳明脉解篇》又说："帝曰：病甚则弃衣而走，登高而歌，或至不食数天，逾垣上屋，所上之处，皆非其素所能也，病反能者何也？岐伯曰：四肢者，诸阳之本也，阳盛则四肢实，实则能登高也""帝曰：其妄言骂詈不避亲疏而歌者何也？岐伯曰：阳盛则使人妄言骂詈，不避亲疏而不欲食，不欲食故妄走也。"因阳明热盛，上扰心窍，以致心神昏乱而发为狂病。《景岳全书·癫狂痴呆》亦说："凡狂病多因于火，此或以谋为失志，或以思虑郁结，屈无所伸，怒无所泄，以致肝胆气逆，木火合邪，是诚东方实证也，此其邪盛于心，则为神魂不守，邪乘于胃，则为暴横刚强。"

综上所述，胃、肝、胆三经实火上升扰动心神，皆可发为狂病。

（四）瘀血内阻

由于血瘀使脑气与脏腑之气不相连接而发狂。如清代王清任《医林改错》说："癫狂一证，哭笑不休，詈骂歌唱，不避亲疏，许多恶态，乃气血凝滞，脑气与脏腑气不接，如同做梦一样。"并自创癫狂梦醒汤治疗本病。另外，王清任还创立脑髓说，其曰："灵机记性在脑者，因饮食生气血，长肌肉，精汁之清者，化而为髓""小儿无记性者，脑髓未满，高年无记性者，脑髓渐空。"联系本病的发生，如头脑发生血瘀气滞，使脏腑化生的气血不能正常的充养元神之府，或因血瘀阻滞脉络，气血不能上荣脑髓，则可造成灵机混乱，神志失常发为癫狂。

综上所述，气、痰、火、瘀均可造成阴阳的偏盛偏衰，而历代医家多以阴阳失调作为本病的主要病机。如《素问·生气通天论篇》说："阴不胜其阳，则脉流薄疾，并乃狂。"又《素问·宣明五气论篇》说："邪入于阳则狂，邪入于阴则痹，搏阳则为癫疾。"《难经·二十难》说："重阳者狂，重阴者癫。"所谓重阴重阳者，医家论述颇不一致。有说阳邪并于阳者为重阳,阴邪并于阴者为重阴;有说三部阴阳脉皆洪盛而牢为重阳,三部阴阳脉皆沉伏而细为重阴;还有认为气并于阳而阳盛气实者为重阳,血并于阴而阴盛血实者为重阴。概言之,两种属阳的因素重叠相加称为重阳,如平素好动、性情暴躁,又受痰火阳邪,此为重阳而病狂;两种属阴的因素重叠相加,称为重阴,如平素好静,情志抑郁,又受痰郁阴邪,此为重阴而病癫。此后在《诸病源候论》《普济方》以及明清许多医家的著述中,也都说明机体阴阳失调,不能互相维系,以致阴虚于下,阳亢于上,心神被扰,神明逆乱而发癫狂。

此外,张仲景《伤寒论》尚有蓄血发狂的记载,应属血瘀一类;由于思虑太过,劳伤心脾,气血两虚,心失所养亦可致病。《医学正传·癫狂痫证》说:"癫为心血不足。"癫狂病的发生还与先天禀赋有关,若禀赋充足,体质强壮,阴平阳秘,虽受七情刺激也只是短暂的情志失畅;反之禀赋素虚,肾气不足,复因惊骇悲恐、意志不遂等七情内伤,可引起阴阳失调而发病。禀赋不足而发病者往往具有家族遗传性,其家族可有类似的病史。

五、诊断与鉴别诊断

(一)诊断

1.发病特点

本病发生与内伤七情密切相关,性格暴躁、抑郁、孤僻、易于发怒、胆怯疑虑等,是发病的常见因素;头颅外伤、中毒病史对确定诊断也有帮助。但其主要诊断依据是灵机、情志、行为三方面的失常。所谓灵机即记性、思考、谋虑、决断等方面的功能表现。

2.临床表现

本病的临床症状大致可分为 4 类,兹分述于后。

(1)躁狂症状:如弃衣而走,登高而歌,数天不食而能逾垣上屋,所上之处,皆非其力所能,妄言骂詈,不避亲疏,妄想丛生,毁物伤人,甚至自杀等,其证属实热,为阳气有余的症状。

(2)抑郁症状:如精神恍惚,表情淡漠,沉默痴呆,喃喃自语或语无伦次,秽洁不知,颠倒错乱,或歌或笑,悲喜无常,其证多偏于虚。为阴气有余的症状,或为痰气交阻。

(3)幻觉症状:幻觉是患者对客观上不存在的事物,却感到和真实的一样,可有幻视、幻听、幻嗅、幻触等症。如早在《灵枢·癫狂》就对幻觉症状有明确的记载:"目妄见,耳妄闻……善见鬼神。"再如明代李梴《医学入门·癫狂》记有:"视听言动俱妄者,谓之邪祟,甚则能言平生未见闻事及五色神鬼。"此处所谓邪祟,即为幻觉症状。

(4)妄想症状:妄想是与客观实际不符合的病态信念,其判断推理缺乏令人信服的根据,但患者坚信其正确而不能被说服。正如《灵枢·癫狂》所说:"自高贤也,自辨智也,自尊贵也。"《中藏经·癫狂》也说:"有自委曲者,有自高贤者。"此外,还可有疑病、自罪、被害、嫉妒等妄想症状。

这些临床症状不是中毒、热病所致,头颅 CT 及其他辅助检查没有阳性发现。

总之,癫病多见抑郁症状,呆滞好静,其脉多沉浮细弦;狂病多见躁狂症状,多怒好动,其脉多洪盛滑数,这是两者的区别。至于幻觉症状和妄想症状则既可见于癫病,也可见于狂病。

(二)鉴别诊断

1.痫病

痫病是以突然仆倒,昏不知人,四肢抽搐为特征的发作性疾病,与本病不难区分。但自秦汉至金元时期,往往癫、狂、痫同时并称,常常混而不清,尤其是癫病与痫病始终未能明确分清,及至明代王肯堂才明确提出癫狂与痫病的不同。如《证治准绳·癫狂病总论》说:"癫者或狂或愚,或歌或笑,或悲或泣,如醉如痴,言语有头无尾,秽洁不知,积年累月不愈";"狂者病之发时猖狂刚暴,如伤寒阳明大实发狂,骂詈不避亲疏,甚则登高而歌,弃衣而走,逾垣上屋,非力所能,或与人语所未尝见之事";"痫病发则昏不知人,眩仆倒地,不省高下,甚而瘛疭抽掣,目上视,或口眼㖞斜,或口作六畜之声。"至此已将癫狂与痫病截然分开,为后世辨证治疗指出了正确方向。

2.谵语、郑声

谵语是因阳明实热或温邪入于营血,热邪扰乱神明,而出现神志不清、胡言乱语的重症。郑声是指疾病晚期心气内损,精神散乱而出现神识不清,不能自主,语言重复,语声低怯,断续重复而语不成句的垂危征象。狂病与谵语、郑声在症状表现上是不同的,如《东垣十书·此事难知集·狂言谵语郑声辨》记有"狂言声大开自与人语,语所未尝见事,即为狂言也。谵语者,合目自语,言所日用常见常行之事,即为谵语也。郑声者,声音无力,不相接续,造字出于喉中,即郑声也"。

3.脏躁

脏躁好发于妇人,其症为悲伤欲哭,数欠伸,像如神灵所作,但可自制,一般不会自伤及伤害他人,与癫狂完全丧失自知力的神志失常不同。

六、辨证

(一)辨证要点

1.癫病审查轻重

精神抑郁,表情淡漠,寡言呆滞是癫病的一般症状,初发病时常兼喜怒无常,喃喃自语,语无伦次,舌苔白腻,此为痰结不深,证情尚轻。若病程迁延日久,则见呆若木鸡,目瞪如愚,灵机混乱,舌苔渐变为白厚而腻,乃痰结日深,病情转重。久则正气日耗,脉由弦滑变为滑缓,终至沉细无力。倘使病情演变为气血两虚,而症见神思恍惚,思维贫乏,意志减退者,则病深难复。

2.狂病明辨虚实

狂病应区分痰火、阴虚的主次先后,狂病初起是以狂暴无知,情感高涨为主要表现,概由痰火实邪扰乱神明而成。病久则火灼阴液,渐变为阴虚火旺之证,可见情绪焦躁,多言不眠,形瘦面赤舌红等症状。这一时期,分辨其主次先后,对于确定治法处方是很重要的。一般说,亢奋症状突出,舌苔黄腻,脉弦滑数者,是痰火为主,而焦虑、烦躁、失眠、精神疲惫,舌质红少苔或无苔,脉细数者,是阴虚为主。至于痰火、阴虚证候出现的先后,则需对上述证候,舌苔、脉象的变化作动态的观察。

(二)证候

1.癫病

(1)痰气郁结:精神抑郁,表情淡漠,寡言呆滞,或多疑虑,语无伦次,或喃喃自语,喜怒无常,甚则忿不欲生,不思饮食。舌苔白腻,脉弦滑。

病机分析:因思虑太过,所愿不遂,使肝气被郁,脾失健运而生痰浊。痰浊阻蔽神明,故出现抑郁、呆滞、语无伦次等症;痰扰心神,故见喜怒无常,忿不欲生,又因痰浊中阻,故不思饮食。苔腻、脉滑皆为气郁痰结之征。

(2)气虚痰结:情感淡漠,不动不语,甚则呆若木鸡,目瞪如愚,傻笑自语,生活被动,灵机混乱,甚至目妄见,耳妄闻,自责自罪,面色萎黄,便溏溲清。舌质淡,舌体胖,苔白腻,脉滑或脉弱。

病机分析:癫久正气亏虚,脾运力薄而痰浊益甚。痰结日深,心窍被蒙,故情感淡漠而呆若木鸡,甚至灵机混乱,出现幻觉症状;脾气日衰故见面色萎黄,便溏、溲清诸症。舌淡胖,苔白腻,脉滑或弱皆为气虚痰结之象。

(3)气血两虚:病程漫长,病势较缓,面色苍白,多有疲惫不堪之象,神思恍惚,心悸易惊,善悲欲哭,思维贫乏,意志减退,言语无序,魂梦颠倒。舌质淡,舌体胖大有齿痕,舌苔薄白,脉细弱无力。

病机分析:癫病日久,中气渐衰,气血生化乏源,故面色苍白,肢体困乏,疲惫不堪;因心血内亏,心失所养,可见神思恍惚,心悸易惊,意志减退诸症。舌胖,脉细是气血俱衰之征。

2.狂病

(1)痰火扰心:起病急,常先有性情急躁,头痛失眠,两目怒视,面红目赤,突然狂暴无知,情感高涨,言语杂乱,逾垣上屋,气力逾常,骂詈叫号,不避亲疏,或毁物伤人,或哭笑无常,登高而歌,弃衣而走,渴喜冷饮,便秘溲赤,不食不眠。舌质红绛,苔多黄腻,脉弦滑数。

病机分析:五志化火,鼓动阳明痰热,上扰清窍,故见性情急躁,头痛失眠;阳气独盛,扰乱心神,神明昏乱,症见狂暴无知,言语杂乱,骂詈不避亲疏;四肢为诸阳之本,阳盛则四肢实,实则登高、逾垣、上屋,而气力超乎寻常。舌绛苔黄腻,脉弦而滑数,皆属痰火壅盛,且有伤阴之势。以火属阳,阳主动,故起病急骤而狂暴不休。

(2)阴虚火旺:狂病日久,病势较缓,精神疲惫,时而躁狂,情绪焦虑、紧张,多言善惊,恐惧而不稳,烦躁不眠,形瘦面红,五心烦热。舌质红,少苔或无苔,脉细数。

病机分析:狂乱躁动日久,必致气阴两伤,如气不足则精神疲惫,仅有时躁狂而不能持久。由于阴伤而虚火旺盛,扰乱心神,故症见情绪焦虑,多言善惊,烦躁不眠,形瘦面红等。舌质红,脉细数,也为阴虚内热之象。

(3)气血凝滞:情绪躁扰不安,恼怒多言,甚则登高而歌,弃衣而走,或目妄见,耳妄闻,或呆滞少语,妄思离奇多端,常兼面色暗滞,胸胁满闷,头痛心悸,或妇人经期腹痛,经血紫黯有块。舌质紫黯有瘀斑,舌苔或薄白或薄黄,脉细弦,或弦数,或沉弦而迟。

病机分析:本证由血气凝滞使脑气与脏腑气不相接续而成,若瘀兼实热,苔黄,脉弦致,多表现为狂病;若瘀兼虚寒,苔白,脉沉弦而迟,多表现为癫病。但是无论属狂属癫,均以血瘀气滞为主因。

七、治疗

(一)治疗原则

1.解郁化痰,宁心安神

癫病多虚,为重阴之病,主于气与痰,治疗宜解郁化痰,宁心安神,补养气血为主要治则。

2.泻火逐痰,活血滋阴

狂病多实,为重阳之病,主于痰火、瘀血,治疗宜降其火,或下其痰,或化其瘀血,后期应予滋养心肝阴液,兼清虚火。

概言之,癫病与狂病总因七情内伤,使阴阳失调,或气并于阳,或血并于阴而发病,故治疗总则以调整阴阳,以平为期,如《素问·生气通天论篇》所说:"阴平阳秘,精神乃治。"

(二)治法方药

1.癫病

(1)痰气郁结。

治法:疏肝解郁,化痰开窍。

方药:逍遥散合涤痰汤加减。药用柴胡配白芍疏肝柔肝,可加香附、郁金以增理气解郁之力,其中茯苓、白术可以健脾化浊。涤痰汤为二陈汤增入胆南星、枳实、人参、石菖蒲、竹茹而成,胆南星、竹茹辅助二陈汤化痰,石菖蒲合郁金可以开窍,枳实配香附可以理气,人参可暂去之。

单用上方恐其效力不达,须配用十香返生丹,每服1丸,日服两次,是借芳香开窍之力,以奏涤痰散结之功;若癫病因痰结气郁而化热者,症见失眠易惊,烦躁不安而神志昏乱,舌苔转为黄腻,舌质渐红,治当清化痰热,清心开窍,可用温胆汤送服至宝丹。

(2)气虚痰结。

治法:益气健脾,涤痰宣窍。

方药:四君子汤合涤痰汤加减。药用人参、茯苓、白术、甘草四君益气健脾以扶正培本。再予半夏、胆南星、橘红、枳实、石菖蒲、竹茹涤除痰涎,可加远志、郁金,既可理气化痰,又能辅助石菖蒲宣开心窍。

若神思迷惘,表情呆钝,病情较重,是痰迷心窍较深,治宜温开,可用苏合香丸,每服1丸,日服两次,以豁痰宣窍。

(3)气血两虚。

治法:益气健脾,养血安神。

方药:养心汤加减。方中人参、黄芪、甘草补脾益气;当归、川芎养心血;茯苓、远志、柏子仁、酸枣仁、五味子宁心神;更有肉桂引药入心,以奏养心安神之功。

若兼见畏寒蜷缩,卧姿如弓,小便清长,下利清谷者,属肾阳不足,应加入温补肾阳之品,如补骨脂、巴戟天、肉苁蓉等。

2.狂病

(1)痰火扰心。

治法:泻火逐痰,镇心安神。

方药:泻心汤合礞石滚痰丸加减。方中大黄、黄连、黄芩苦寒直折心肝胃三经之火,知母滋阴降火而能维护阴液,佐以生铁落镇心安神。礞石滚痰丸方用青礞石、沉香、大黄、黄芩、朴硝,逐痰降火,待痰火渐退,礞石滚痰丸可改为包煎。

胸膈痰浊壅盛,而形体壮实,脉滑大有力者,可采用涌吐痰涎法,三圣散治之,方中瓜蒂、防风、藜芦三味,劫夺痰浊,吐后如形神俱乏,当以饮食调养。阳明热结,躁狂谵语,神志昏乱,面赤腹满,大便燥结,舌苔焦黄起刺或焦黑燥裂,舌质红绛,脉滑实而大者,宜先服大承气汤急下存阴,再投凉膈散加减清以泻实火;病情好转而痰火未尽,心烦失眠,哭笑无常者,可用温胆汤送服朱砂安神丸。

(2)阴虚火旺。

治则:滋阴降火,安神定志。

方药:选用二阴煎加减,送服定志丸。方中生地、麦门冬、玄参养阴清热;黄连、木通、竹叶、灯心草泻热,清心安神;可加用白薇、地骨皮清虚热;茯神、炒酸枣仁、甘草养心安神。定志丸方用人参、茯神、石菖蒲、甘草,其方健脾养心,安神定志,可用汤药送服,也可布包入煎。

若阴虚火旺兼有痰热未清者,仍可用二阴煎适当加入全瓜蒌、胆南星、天竹黄等。

(3)气血凝滞。

治则:活血化瘀,理气解郁。

方药:选用癫狂梦醒汤加减,送服大黄䗪虫丸。方中重用桃仁合赤芍活血化瘀,还可加用丹参、红花、水蛭以助活血之力;柴胡、香附理气解郁;青陈皮、大腹皮、桑白皮、苏子行气降气;半夏和胃,甘草调中。

如蕴热者可用木通加黄芩以清之;兼寒者加干姜、附子助阳温经。大黄䗪虫丸方用大黄、黄芩、甘草、桃仁、杏仁、芍药、干生地、干漆、虻虫、水蛭、蛴螬、䗪虫。可祛瘀生新,攻逐蓄血,但需要服用较长时期。

(三)其他治法

1.单方验方

(1)黄芫花:取花蕾及叶,晒干研粉,成人每天服 1.5～6 g,饭前一次服下,10～20 天为 1 个疗程,主治狂病属痰火扰心者。一般服后有恶心、呕吐、腹泻等反应,故孕妇、体弱、素有胃肠病者忌用。

(2)巴豆霜:1~3 g,分2次间隔半小时服完,10次为1个疗程,一般服用2个疗程,第1个疗程隔天1次,第2个疗程隔两日1次。主治狂病,以痰火扰心为主者。

2.针灸

取穴以任督二脉、心及心包经为主,其配穴总以清心醒脑,豁痰宣窍为原则,其手法多采用三人或五人同时进针法,狂病多用泻法,大幅度捻转,进行强刺激,癫病可用平补平泻的手法。

(1)癫病主方:①中脘、神门、三阴交。②心俞、肝俞、脾俞、丰隆。两组可以交替使用。

(2)狂病主方:①人中、少商、隐白、大陵、丰隆。②风府、大椎、身柱。③鸠尾、上脘、中脘、丰隆。④人中、风府、劳宫、大陵。每次取穴一组,4组穴位可以轮换使用。狂病发作时,可独取两侧环跳穴,用四寸粗针,行强刺激,可起安神定志作用。

3.灌肠疗法

痰浊蒙窍的癫病:以生铁落、牡蛎、石菖蒲、郁金、胆南星、法半夏、礞石、黄连、竹叶、灯心草、赤芍、桃仁、红花组方,先煎生铁落、礞石30分钟,去渣加其他药物煎30分钟,取汁灌肠。

4.饮食疗法

心脾不足者:黄芪莲子粥,取黄芪,文火煎10分钟,去渣,入莲子、粳米,煮粥。

心肾不交者:百合地黄粥。生地切丝,煮1~2分钟,去渣,入百合,粳米煮成粥,加蜂蜜适量。

八、转归及预后

癫病属痰气郁结而病程较短者,及时祛除壅塞胸膈之痰浊,复以理气解郁之法,较易治愈;若病久失治,则痰浊日盛而正气日虚,乃成气虚痰结之证;或痰郁化热,痰火渐盛,转变为狂病。

气虚痰结证如积极调治,使痰浊渐化,正气渐复,则可以向愈,但较痰气郁结证易于复发。若迁延失治或调养不当,正气愈虚而痰愈盛,痰愈盛则症愈重,终因灵机混乱,日久不复成废人。

气血两虚治以扶正固本,补养心脾之法,使气血渐复,尚可向愈,但即使病情好转,也多情感淡漠,灵机迟滞,工作效率不高,且复发机会较多。

狂病骤起先见痰火扰心之证,急投泻火逐痰之法,病情多可迅速缓解;若经治以后,火势渐衰而痰浊留恋,深思迷惘,其状如癫,乃已转变为癫病。如治不得法或不及时,致使真阴耗伤,则心神昏乱日重,其证转化为阴虚火旺,若此时给予正确的治疗,使内热渐清而阴液渐复,则病情可向愈发展。如治疗失当,则火愈旺而阴愈伤,阴愈亏则火愈亢,以致躁狂之症时隐时发,时轻时重。

另外,火邪耗气伤阴,导致气阴两衰,则迁延难愈。狂病日久出现气血凝滞,治疗得法,血瘀征象不断改善,则癫狂症状也可逐渐好转。若病久迁延不愈,可形成气血阴阳俱衰,灵机混乱,预后多不良。

九、预防与护理

癫狂之病多由内伤七情而引起,故应注意精神调摄。

在护理方面,首先应正确对待患者的各种病态表现,不应讥笑、讽刺,要关心患者。

(1)对于尚有一些适应环境能力的轻证患者,应注意调节情志活动,如以喜胜忧,以忧胜怒等。

(2)对其不合理的要求应耐心解释,对其合理的要求应尽量满足。

(3)对重证患者的打人、骂人、自伤、毁物等症状,要采取防护措施,注意安全,防止意外。

(4)对于拒食患者应找出原因,根据其特点进行劝导、督促、喂食或鼻饲,以保证营养。

(5)对有自杀、杀人企图或行为的患者,必须严密注意,专人照顾,并将危险品如刀、剪、绳、药品等严加收藏,注意投河、跳楼、触电等意外行为。

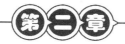

心系病证

第一节　心　悸

心悸是指阴阳失调，气血失和，心神失养，出现心中悸动不安，甚则不能自主的一类病证。一般多呈阵发性，每因情绪波动或劳累过度而发。心悸发作时常伴不寐、胸闷、气短，甚则眩晕、喘促、心痛、晕厥。心悸包括惊悸和怔忡。

《内经》虽无心悸病名，但《内经》中已有关于"悸"的记载。《素问·气交变大论》对心悸的临床表现及脉象的变化亦有了生动的描述，如"心憺憺大动""其动应衣""心怵惕""心下鼓""惕惕然而惊，心欲动""惕惕如人将捕之"。《素问·三部九候论》曰："参伍不调者病……其脉乍疏乍数、乍迟乍疾者，日乘四季死。"最早认识到心悸严重脉律失常与疾病预后的关系。在病因病机方面认识到宗气外泄，突受惊恐，复感外邪，心脉不通，饮邪上犯，皆可引起心悸。如《素问·平人气象论》曰："乳之下，其动应衣，宗气泄也。"《素问·举痛论》曰："惊则心无所倚，神无所归，虑无所定，故气乱矣。"《素问·痹论》曰："脉痹不已，复感于邪，内舍于心……心痹者，脉不通，烦则心下鼓。"《素问·评热病论》曰："诸水病者，故不得卧，卧则惊，惊则咳甚也。"汉代张仲景在《伤寒杂病论》首载心悸病名，并详述了"心悸""惊悸""心动悸""心中悸""喘悸""眩悸"的辨证论治纲领，如《伤寒论·辨太阳病脉证并治》曰："脉浮数者，法当汗出而愈。若下之，身重，心悸者，不可发汗，当自汗出乃解……伤寒二三日，心中悸而烦者，小建中汤主之""伤寒，脉结代，心动悸，炙甘草汤主之。"《金匮要略·血痹虚劳病脉证并治》中提到"卒喘悸，脉浮者，里虚也"；《金匮要略·痰饮咳嗽病脉证并治》提到"凡食少饮多，水停心下，甚者则悸……眩悸者，小半夏加茯苓汤主之"。《金匮要略·惊悸吐衄下血胸满瘀血病脉证并治》中有"寸口脉动而弱，动即为惊，弱则为悸"，认为心悸的病因病机为惊扰、水饮、虚损、汗后受邪等,记载了心悸时结、代、促脉及其区别,所创之炙甘草汤、麻黄附子细辛汤、苓桂甘枣汤、桂甘龙牡汤、小半夏加茯苓汤等仍是目前临床辨证治疗心悸的常用方剂。

汉代以后,诸医家从心悸、惊悸、怔忡等不同方面都有所发挥,并不断补充完善了心悸的病因病机、治法方药。如宋代严用和《济生方·惊悸怔忡健忘门》首先提出怔忡病名,并对惊悸、怔忡的病因病机、病情演变、治法方药做了较详细的论述。认为惊悸乃"心虚胆怯之所致",治宜"宁其心以壮其胆气",选用温胆汤、远志丸作为治疗方剂;怔忡因心血不足所致,亦有因感受外邪及饮邪停聚而致者,惊悸不已可发展为怔忡,治疗"当随其证,施以治法"。朱丹溪认为"悸者怔忡之谓",强调了虚与痰的致病因素,如《丹溪心法·惊悸怔忡》中认为"怔忡者血虚,怔忡无时,血少者多。有思虑便动,属虚。时作时止者,痰因火动"。明代《医学正传·惊悸怔忡健忘证》认为惊悸怔忡尚与肝胆有关,并对惊悸与怔忡加以鉴别,提出"怔忡者,心中惕惕然,动摇而不得安静,无时而作者是也;惊悸者,蓦然而跳跃惊动,而有欲厥之状,有时而作者是也"。明代《景岳全书·怔忡惊恐》中认为怔忡由阴虚劳损所致,指出"盖阴虚于下,则宗气无根而气不归源,所以在上则浮撼于胸臆,在下则振动于脐旁",生动地描述了心悸重证上及喉、下及腹的临床表现。其在治疗与护理上主张"速宜节欲节劳,切戒酒色。凡治此者,速宜养气养精,滋培根本",提出左归饮、右归饮、养心汤、宁志丸等至今临床广为应用的有效方剂。清代王清任、唐容川力倡瘀血致悸理论,开启了活血化瘀治疗心悸的先河。

西医学中的心律失常、心功能不全、神经症等,凡以心悸为主要表现者,均可参照本节辨证论治。

一、病因病机

本病的发生既有体质因素、饮食劳倦或情志所伤,亦有因感受外邪或药物中毒所致。其虚证者,多因气血阴阳亏虚,引起阴阳失调,气血失和,心神失养;实证者常见痰浊、瘀血、水饮、邪毒,而致心脉不畅,心神不宁。

(一)感受外邪

正气内虚,感受温热邪毒,首先犯肺系之咽喉,邪毒侵心,耗气伤阴,气血失和,心神失养,发为心悸;或感受风寒湿邪,痹阻血脉,日久内舍于心,心脉不畅,发为心悸。正如叶天士所说:"温邪上受,首先犯肺,逆传心包。"《素问·痹论》所云:"脉痹不已,复感于邪,内舍于心。"

（二）情志所伤

思虑过度，劳伤心脾，心血暗耗，化源不足，心失所养，发为心悸；恚怒伤肝，肝气郁结，久之气滞血瘀，心脉不畅，发为心悸，或气郁化火，炼液成痰，痰火上扰，心神不宁，发为心悸；素体心虚胆怯，暴受惊恐，致心失神、肾失志，心气逆乱，发为惊悸，日久则稍惊即悸，或无惊亦悸。正如《素问·举痛论》所云："惊则心无所倚，神无所归，虑无所定，故气乱矣。"

（三）饮食不节

嗜食肥甘厚味，煎炸炙煿之品，或嗜酒过度，皆可蕴热化火生痰，痰火扰心，心神不宁，发为心悸；或饮食不节，损伤脾胃，脾运呆滞，痰浊内生，心脉不畅，而发心悸。正如唐容川所云："心中有痰者，痰入心中，阻其心气，是以跳动不安。"

（四）体质虚弱

先天心体禀赋不足，阴阳失调，气血失和，心脉不畅，发为心悸；或素体脾胃虚弱，化源不足，或年老体衰，久病失养，劳欲过度，致气血阴阳亏虚，阴阳失调，气血失和，心失所养，而发心悸。

（五）药物所伤

用药不当，或药物毒性较剧，损及于心，而致心悸。

综上所述，心悸病因不外外感与内伤，其病机则不外气血阴阳亏虚，心失濡养；或邪毒、痰饮、瘀血阻滞心脉，心脉不畅，心神不宁。其病机关键为阴阳失调，气血失和，心神失养。其病位在心，但与肺、脾、肝、肾密切相关。

本证以虚证居多，或因虚致实，虚实夹杂。虚者以气血亏虚，气阴两虚，心阳不振，心阳虚脱，心神不宁为常见；实者则以邪毒侵心，痰火扰心，心血瘀阻，水饮凌心为常见。虚实可相互转化，如脾失健运，则痰浊内生；脾肾阳虚，则水饮内停；气虚则血瘀；阴虚常兼火旺，或夹痰热；实者日久，可致正气亏耗；久病则阴损及阳，阳损及阴，形成阴阳两虚等复杂证候。

二、诊断

（1）自觉心慌不安，神情紧张，不能自主，心搏或快速，或缓慢，或心跳过重，或忽跳忽止，呈阵发性或持续性。

（2）伴有胸闷不适，易激动，心烦，少寐，乏力，头晕等，中老年发作频繁者，可伴有心胸疼痛，甚则喘促、肢冷汗出，或见晕厥。

（3）脉象对心悸的诊断有重要意义。心悸者常见疾、促、结、代、迟、涩、雀啄等脉象;听诊示心搏或快速,或缓慢,或忽跳忽止,或伴有心音强弱不匀等。

(4)发作常由情志刺激、惊恐、紧张、劳倦过度、饮酒饱食等因素而诱发。

三、相关检查

血液分析、测血压、X线胸片、心电图、动态心电图、心脏彩超检查等,有助于病因及心律失常的诊断。

四、鉴别诊断

(一)心痛

除见心慌不安,脉结代外,必以心痛为主症,多呈心前区或胸骨后压榨样痛、闷痛,常因劳累、感寒、饱餐或情绪波动而诱发,多呈短暂发作。但甚者心痛剧烈不止,唇甲发绀,或手足青至节,呼吸急促,大汗淋漓,甚至晕厥,病情危笃。心痛常可与心悸合并出现。

(二)奔豚

奔豚发作之时,亦觉心胸躁动不安。《难经·五十六难》曰:"发于小腹,上至心下,若豚状,或上或下无时。"称之为肾积。《金匮要略·奔豚气病脉证治》曰:"奔豚病从少腹起,上冲咽喉,发作欲死,复还止,皆从惊恐得之。"故本病与心悸的鉴别要点为:心悸为心中剧烈跳动,发自于心;奔豚乃上下冲逆,发自少腹。

(三)卑惵

《证治要诀·怔忡》描述卑惵症状为"痞塞不欲食,心中常有所歉,爱处暗室,或倚门后,见人则惊避,似失志状"。卑惵病因为"心血不足",虽有心慌,一般无促、结、代、疾、迟等脉象出现,是以神志异常为主的疾病,与心悸不难鉴别。

五、辨证论治

(一)辨证要点

1.辨虚实

心悸证候特点多为虚实相兼,故当首辨虚实。虚当审脏腑气、血、阴、阳何者偏虚,实当辨痰、饮、瘀、毒何邪为主。其次,当分清虚实之程度。正虚程度与脏腑虚损情况有关,即一脏虚损者轻,多脏虚损者重。在邪实方面,一般来说,单见一种夹杂者轻,多种合并夹杂者重。

2.辨脉象

脉搏的节律异常为本病的特征性征象,故尚需辨脉象。如脉率快速型心悸,可有一息六至之数脉，一息七至之疾脉，一息八至之极脉，一息九至之脱脉，一息十至以上之浮合脉。脉率过缓型心悸，可见一息四至之缓脉，一息三至之迟脉，一息二至之损脉，一息一至之败脉，两息一至之夺精脉。脉律不整型心悸，脉象可见有数时一止，止无定数之促脉；缓时一止，止无定数之结脉；脉来更代，几至一止，止有定数之代脉，或见脉象乍疏乍数，忽强忽弱之雀啄脉。临床应结合病史、症状，推断脉症从舍。一般认为，阳盛则促，数为阳热。若脉虽数、促而沉细、微细，伴有面浮肢肿，动则气短，形寒肢冷，舌质淡者，为虚寒之象。阴盛则结，迟而无力为虚寒，脉象迟、结、代者，一般多属阴类脉。其中，结脉表示气血凝滞，代脉常表示元气虚衰、脏气衰微。凡久病体虚而脉象弦滑搏指者为逆，病情重笃而脉象散乱模糊者为病危之象。

3.辨病与辨证相结合

对心悸的临床辨证应结合引起心悸原发疾病的诊断，以提高辨证准确性，如功能性心律失常所引起的心悸，常表现为心率快速型心悸，多属心虚胆怯，心神不宁，于活动后反而减轻为特点；冠心病心悸，多为阴虚气滞，气虚气滞，或气阴两虚，肝气郁结，久之痰瘀交阻而致；病毒性心肌炎引起的心悸，初起多为风温先犯肺卫，继之热毒逆犯于心，随后呈气阴两虚、瘀阻络脉证；风湿性心肌炎引起的心悸，多由风湿热邪杂至，合而为痹，痹阻心脉所致；病态窦房结综合征多由心阳不振，心搏无力所致；慢性肺源性心脏病所引起的心悸，则虚实兼夹为患，多心肾阳虚为本，水饮内停为标。

4.辨惊悸怔忡

大凡惊悸发病，多与情志因素有关，可由骤遇惊恐，忧思恼怒，悲哀过极或过度紧张而诱发，多为阵发性，实证居多，但也存在内虚因素。病来虽速，病情较轻，可自行缓解，不发时如常人。怔忡多由久病体虚、心脏受损所致，无精神因素亦可发生，常持续心悸，心中惕惕，不能自控，活动后加重。病来虽渐，病情较重，每属虚证，或虚中夹实，不发时亦可见脏腑虚损症状。惊悸日久不愈，亦可形成怔忡。

(二)治疗原则

心悸由脏腑气血阴阳亏虚、心神失养所致者，治当补益气血，调理阴阳，以求气血调畅，阴平阳秘，配合应用养心安神之品，促进脏腑功能的恢复。心悸因于邪毒、痰浊、水饮、瘀血等实邪所致者，治当清热解毒、化痰蠲饮、活血化瘀，配合应用重镇安神之品，以求邪去正安，心神得宁。临床上心悸表现为虚实夹杂时，当根据虚实轻重之多少，灵活应用清热解毒、益气养血、滋阴温阳、化痰蠲饮、行气化瘀、养心安神、重镇安神之法。

(三)分证论治

1.心虚胆怯

主症:心悸不宁,善惊易恐,稍惊即发,劳则加重。

兼次症:胸闷气短,自汗,坐卧不安,恶闻声响,失眠多梦而易惊醒。

舌脉:舌质淡红,苔薄白;脉动数,或细弦。

分析:心为神舍,心气不足易致神浮不敛,心神动摇,失眠多梦;胆气怯弱则善惊易恐,恶闻声响;心胆俱虚则更易为惊恐所伤,稍惊即悸;心位胸中,心气不足,胸中宗气运转无力,故胸闷气短;气虚卫外不固则自汗;劳累耗气,心气益虚,故劳则加重。脉动数或细弦为气血逆乱之象。

治法:镇惊定志,养心安神。

方药:安神定志丸。加琥珀、磁石、朱砂。方中龙齿、琥珀、磁石镇惊宁神,朱砂、茯神、菖蒲、远志安神定惊,人参补益心气。兼见心阳不振,加附子、桂枝;兼心血不足,加热地、阿胶;心悸气短,动则益甚,气虚明显时,加黄芪以增强益气之功;气虚自汗加麻黄根、浮小麦、瘪桃干、乌梅;气虚夹瘀者,加丹参、桃仁、红花;气虚夹湿,加泽泻,重用白术、茯苓;心气不敛,加五味子、酸枣仁、柏子仁,以收敛心气,养心安神;若心气郁结,心悸烦闷,精神抑郁,胸胁胀痛,加柴胡、郁金、合欢皮、绿萼梅、佛手。

2.心脾两虚

主症:心悸气短,失眠多梦,思虑劳心则甚。

兼次症:神疲乏力,眩晕健忘,面色无华,口唇色淡,纳少腹胀,大便溏薄,或胸胁胀痛,善太息。

舌脉:舌质淡,苔薄白;脉细弱,或弦细。

分析:心脾两虚主要指心血虚、脾气弱之气血两虚证。思虑劳心,暗耗心血,或脾气不足,生化乏源,皆可致心失血养,心神不宁,而见心悸、失眠多梦。思虑过度可劳伤心脾,故思虑劳心则甚。血虚则不能濡养脑髓,故眩晕健忘;不能上荣肌肤,故面色无华,口唇色淡。纳少腹胀,大便溏薄,神疲乏力,均为脾气虚之表现。气血虚弱,脉道失充,则脉细弱。肝气郁结则胸胁胀痛,善太息,脉弦。

治法:补血养心,益气安神。

方药:归脾汤。方中当归、龙眼肉补养心血;黄芪、人参、白术、炙甘草益气以生血;茯神、远志、酸枣仁宁心安神;木香行气,使补而不滞。气虚甚者重用人参、黄芪、白术、炙甘草,少佐肉桂,取少火生气之意;血虚甚者加熟地、白芍、阿胶。

若心动悸脉结代,气短,神疲乏力,心烦失眠,五心烦热,自汗盗汗,胸闷,面色无华,舌质淡红少津,苔少或无,脉细数,为气阴两虚,治以益气养阴,养心安神,用炙甘草汤加减。本方益气补血,滋阴复脉。若兼肝气郁结,胸胁胀痛,泛酸、善太息,可改用逍遥散合左金丸为煎剂,以补益气血,调达肝郁,佐金以平木。

3.阴虚火旺

主症:心悸少寐,眩晕耳鸣。

兼次症:形体消瘦,五心烦热,潮热盗汗,腰膝酸软,咽干口燥,小便短黄,大便干结,或急躁易怒,胁肋胀痛,善太息。

舌脉:舌红少津,苔少或无;脉细数或促。

分析:肾阴亏虚,水不济火,以致心火亢盛,扰动心神,故心悸少寐;肾主骨生髓,腰为肾之府,肾虚则髓海不足,骨骼失养,故腰膝酸软,眩晕耳鸣;阴虚火旺,虚火内蒸,故形体消瘦,五心烦热,潮热盗汗,口干咽燥,小便短黄,大便干结;舌红少津,少苔或无苔,脉细数或促,为阴虚火旺之征。若肝气郁结,肝火内炽则急躁易怒,胁肋胀痛,善太息。

治法:滋阴清火,养心安神。

方药:天王补心丹或朱砂安神丸。阴虚心火不亢盛者,用天王补心丹。方中生地黄、玄参、麦冬、天冬养阴清热;当归、丹参补血养心;人参补益心气;朱砂、茯苓、远志、枣仁、柏子仁养心安神;五味子收敛心气;桔梗引药上行,以通心气。合而用之有滋阴清热,养心安神之功。汗多加山萸肉。若阴虚心火亢盛者,用朱砂安神丸。方中朱砂重镇安神;当归、生地黄养血滋阴;黄连清心泻火。合而用之有滋阴清火,养心安神之功。因朱砂有毒,不可过剂。本证亦可选用黄连阿胶汤。

若肾阴亏虚,虚火妄动,梦遗腰酸者,此乃阴虚相火妄动,治当滋阴降火,方选知柏地黄丸加味,方中知母、黄柏清泻相火,六味地黄丸滋补肾阴,合而用之有滋阴降火之功。

若兼肝郁,急躁易怒,胁肋胀痛,善太息,治法为养阴疏肝,可在六味地黄丸基础上加枳壳、青皮,常可获效。

4.心阳不振

主症:心悸不安,动则尤甚,形寒肢冷。

兼次症:胸闷气短,面色㿠白,自汗,畏寒喜温,或伴心痛。

舌脉:舌质淡,苔白;脉虚弱,或沉细无力。

分析:久病体虚,损伤心阳,心失温养,则心悸不安;不能温煦肢体,故面色㿠白,肢冷畏寒。胸中阳气虚衰,宗气运转无力,故胸闷气短。阳气不足,卫外不固,故自汗出。阳虚则无力鼓动血液运行,心脉痹阻,故心痛时作。舌质淡,脉虚弱无力,为心阳不振之征。

治法:温补心阳。

方药:桂枝甘草龙骨牡蛎汤。方中桂枝、炙甘草温补心阳,生龙齿、生牡蛎安神定悸。心阳不足,形寒肢冷者,加黄芪、人参、附子;大汗出者,重用人参、黄芪、浮小麦、山萸肉、麻黄根;或用独参汤煎服;兼见水饮内停者,选加葶苈子、五加皮、大腹皮、车前子、泽泻、猪苓;夹有瘀血者,加丹参、赤芍、桃仁、红花等;兼见阴伤者,加麦冬、玉竹、五味子;若心阳不振,以心动过缓为著者,酌加炙麻黄、补骨脂、附子,重用桂枝。如大汗淋漓,面青唇紫,肢冷脉微,气喘不能平卧,为亡阳征象,当急予独参汤或参附汤,送服黑锡丹,或参附注射液静脉注射或静脉滴注,以回阳救逆。

5.水饮凌心

主症:心悸眩晕,肢面浮肿,下肢为甚,甚者咳喘,不能平卧。

兼次症:胸脘痞满,纳呆食少,渴不欲饮,恶心呕吐,形寒肢冷,小便不利。

舌脉:舌质淡胖,苔白滑;脉弦滑,或沉细而滑。

分析:阳虚不能化水,水饮内停,上凌于心,故见心悸;饮溢肢体,故见浮肿。饮阻于中,清阳不升,则见眩晕;阻碍中焦,胃失和降,则脘痞,纳呆食少,恶心呕吐。阳气虚衰,不能温化水湿,膀胱气化失司,故小便不利。舌质淡胖,苔白滑,脉弦滑或沉细而滑,为水饮内停之象。

治法:振奋心阳,化气利水。

方药:苓桂术甘汤。

本方通阳利水,为"病痰饮者,当以温药和之"的代表方剂。方中茯苓淡渗利水,桂枝、炙甘草通阳化气,白术健脾祛湿。兼见纳呆食少,加谷芽、麦芽、神曲、山楂、鸡内金;恶心呕吐,加半夏、陈皮、生姜;尿少肢肿,加泽泻、猪苓、防己、葶苈子、大腹皮、车前子;兼见肺气不宣,水饮射肺者,表现胸闷、咳喘,加杏仁、前胡、桔梗以宣肺;加葶苈子、五加皮、防己以泻肺利水;兼见瘀血者,加当归、川芎、刘寄奴、泽兰叶、益母草;若肾阳虚衰,不能制水,水气凌心,症见心悸,咳喘,不能平卧,尿少浮肿,可用真武汤。

6.心血瘀阻

主症:心悸不安,胸闷不舒,心痛时作。

兼次症:面色晦暗,唇甲青紫。或兼神疲乏力,少气懒言;或兼形寒肢冷;或兼两胁胀痛,善太息。

舌脉:舌质紫暗,或舌边有瘀斑、瘀点;脉涩或结代。

分析:心血瘀阻,心脉不畅,故心悸不安,胸闷不舒,心痛时作;若因气虚致瘀者,则气虚失养,兼见神疲乏力,少气懒言;若因阳气不足致瘀者,则阳虚生外寒而见形寒肢冷;若因肝气郁结,气滞致瘀者,则因肝郁气滞而兼见两胁胀痛,善太息;脉络瘀阻,故见面色晦暗,唇甲青紫;舌紫暗,舌边有瘀斑、瘀点,脉涩或结代,为瘀血内阻之征。

治法:活血化瘀,理气通络。

方药:桃仁红花煎。方中桃仁、红花、丹参、赤芍、川芎活血化瘀;延胡索、香附、青皮理气通络;生地黄、当归养血和血。合而用之有活血化瘀,理气通络之功。若因气滞而血瘀者,酌加柴胡、枳壳、郁金;若因气虚而血瘀者,去理气药,加黄芪、党参、白术;若因阳虚而血瘀者,酌加附子、桂枝、生姜;夹痰浊,症见胸闷不舒,苔浊腻者,酌加瓜蒌、半夏、胆南星;胸痛甚者,酌加乳香、没药、蒲黄、五灵脂、三七等。瘀血心悸亦可选丹参饮或血府逐瘀汤治疗。

7.痰浊阻滞

主症:心悸气短,胸闷胀满。

兼次症:食少腹胀,恶心呕吐,或伴烦躁失眠,口干口苦,纳呆,小便黄赤,大便秘结。

舌脉:苔白腻或黄腻;脉弦滑。

分析:痰浊阻滞心气,故心悸气短。气机不畅,故见胸闷胀满。痰阻气滞,胃失和降,故食少腹胀,恶心呕吐。痰郁化火,则见口干口苦,小便黄赤,大便秘结,苔黄腻等热象。痰火上扰,心神不宁,故烦躁失眠。痰多、苔腻、脉弦滑,为内有痰浊之象。

治法:理气化痰,宁心安神。

方药:导痰汤。方中半夏、陈皮、制南星、枳实理气化痰;茯苓健脾祛痰;远志、酸枣仁宁心安神。纳呆腹胀兼脾虚者,加党参、白术、谷芽、麦芽、鸡内金;心悸伴烦躁口苦、苔黄、脉滑数,系痰火上扰,心神不宁,可加黄芩、苦参、黄连、竹茹,制南星易胆南星,或用黄连温胆汤;痰火伤津,大便秘结,加大黄、瓜蒌;痰火伤阴,口干盗汗,舌质红,少津,加麦冬、天冬、沙参、玉竹、石斛;烦躁不安,惊悸不宁,加生龙骨、生牡蛎、珍珠母、石决明以重镇安神。

8.邪毒侵心

主症:心悸气短,胸闷胸痛。

兼次症:发热,恶风,全身酸痛,神疲乏力,咽喉肿痛,咳嗽,口干渴。

舌脉:舌质红,苔薄黄;脉浮数,或细数,或结代。

分析:感受风热毒邪,侵犯肺卫,邪正相争,故发热恶风,全身酸痛,咽喉肿痛,咳嗽;表证未解,邪毒侵心,心体受损,耗气伤津,故心悸气短,胸闷胸痛,神疲乏力,口干口渴;舌红,苔薄黄,脉浮数,或细数,或结代,为风热毒邪袭表、侵心、气阴受损之征。

治法:辛凉解表,清热解毒。

方药:银翘散加减。方中金银花、连翘辛凉解表,清热解毒;薄荷、荆芥、豆豉疏风解表,透热外出;桔梗、牛蒡子、甘草宣肺止咳,利咽消肿;淡竹叶、芦根甘凉清热,生津止渴。合而用之有辛凉解表,清热解毒之功。若热毒甚,症见高热,咽喉肿痛,加板蓝根、大青叶、野菊花、紫花地丁等清热解毒之品;胸闷胸痛者,加丹皮、赤芍、丹参等活血化瘀之品;口干口渴甚者,加生地黄、玄参;若热盛耗气伤阴,症见神疲,气短,脉细数,或结代者,合生脉散益气养阴,敛心气。

若感受湿热之邪,湿热侵心,症见心悸气短,胸闷胸痛,腹泻,腹痛,恶心呕吐,腹胀纳呆,舌质红,苔黄腻者,治当清热祛湿,芳香化浊,方选甘露消毒丹或葛根芩连汤加减。

若热病后期,邪毒已去,气阴两虚者,治当益气养阴,方选生脉散加味。

六、转归预后

心悸的转归预后与病因、诱因、发展趋势及发作时对血流动力学的影响密切相关。心悸因受惊而起,其病程短,病势浅,全身情况尚好,一般在病因消除或经过适当治疗或休息之后便能逐渐痊愈;但亦有惊悸日久不愈,逐渐变成怔忡。若因脏腑受损,功能失调,气血阴阳亏虚所致心悸,则病程较长,病势较重,经积极合理治疗亦多能痊愈。如出现下列情况则预后较差:心悸而汗出不止,四肢厥冷,喘促不得卧,下肢浮肿,面青唇紫,脉微欲绝者,属心悸喘脱证,预后严重;心悸而出现各种怪脉(严重心律失常之脉象)者;心悸突然出现昏厥抽搐者;心悸兼有真心痛者。以上情况皆是病情严重之证候,均应及时治疗和监护,密切观察病情变化。

第二节　胸　痹

胸痹是指以胸部闷痛,甚则胸痛彻背,短气喘息不得卧为主要临床表现的一种病证。

胸痹临床表现或轻或重,轻者仅偶感胸闷如窒或隐痛,呼吸欠畅,病发短暂轻微;重者则有胸痛,呈压榨样绞痛,严重者心痛彻背,背痛彻心,疼痛剧烈。常伴有心悸、气短、呼吸不畅,甚至喘促、悸恐不安等。多由劳累、饱餐、寒冷及情绪激动而诱发,亦可无明显诱因或安静时发病。

胸痹的临床表现最早见于《内经》。《灵枢·五邪篇》指出:"邪在心,则病心痛。"《素问·藏气法时论》亦说:"心病者,胸中痛,胁支满,胁下痛,膺背肩胛间痛,两臂内痛。"《素问·缪刺论》又有"卒心痛""厥心痛"之称。《素问·厥论篇》还说"真心痛,手足青至节,心痛甚,旦发夕死,夕发旦死"。把心痛严重,并迅速造成死亡者,称为"真心痛",亦即胸痹的重证。汉·张仲景在《金匮要略·胸痹心痛短气病脉证治》篇说:"胸痹之病,喘息咳唾,胸背痛,短气,寸口脉沉而迟,关上小紧数,瓜蒌薤白白酒汤主之。""胸痹不得卧,心痛彻背者,瓜蒌薤白半夏汤主之。"正式提出了"胸痹"的名称,并进行专门的论述,把病因病机归纳为"阳微阴弦",即上焦阳气不足,下焦阴寒气盛,认为乃本虚标实之证。宋金元时期,有关胸痹的论述更多。如《圣济总录·胸痹门》有"胸痹者,胸痹痛之类也……胸脊两乳间刺痛,甚则引背胛,或彻背膂"的症状记载。《太平圣惠方》将心痛、胸痹并列,在"治卒心痛诸方""治久心痛诸方""治胸痹诸方"等篇中,收集治疗本病的方剂较多,组方当中,芳香、辛散、温通之品,常与益气、养血、滋阴、温阳之品相互为用,标本兼顾,丰富了胸痹的治疗内容。到了明清时期,对胸痹的认识有了进一步提高。如《症因脉治·胸痛论》曰:"歧骨之上作痛,乃为胸痛。""内伤胸痛之因,七情六欲,动其心火,刑及肺金;或怫郁气逆,伤其肺道,则痰凝气结;或过饮辛热,伤其上焦,则血积于内,而闷闷胸痛矣。"又如《玉机微义·心痛》中揭示胸痹不仅有实证,亦有虚证,尤其是对心痛与胃脘痛进行了明确的鉴别。

在治疗方面,《内经》提出了针刺治疗的穴位和方法,《灵枢·五味》篇还有"心病宜食薤"的记载;《金匮要略》强调以宣痹通阳为主;《世医得效方·心痛门》提出了用苏合香丸芳香温通的方法"治卒暴心痛"。后世医家总结前人的经验,又提出了活血化瘀的治疗方法,如《证治准绳·诸痛门》提出用大剂桃仁、红花、降香、失笑散等治疗死血心痛;《时方歌括》用丹参饮治心腹诸痛;《医林改错》用血府逐瘀汤治疗胸痹心痛等。这些方法为治疗胸痹开辟了广阔的途径。

现代医学的冠状动脉粥样硬化性心脏病(心绞痛、心肌梗死)、心包炎、二尖瓣脱垂综合征、病毒性心肌炎、心肌病、慢性阻塞性肺气肿等疾病,出现胸痹的临床表现时,可参考本节进行辨证论治。

一、病因病机

胸痹发生多与寒邪内侵、饮食失调、情志失节、劳倦内伤、年迈体虚等因素有关。其病机分虚实两端,实为气滞、寒凝、血瘀、痰浊,痹阻胸阳,阻滞心脉;虚为气虚、阴伤、阳衰,脾、肝、肾亏虚,心脉失养。

(一)寒邪内侵

素体阳虚,胸阳不振,阴寒之邪乘虚而入,寒主收引,寒凝气滞,抑遏阳气,胸阳不展,血行瘀滞不畅,而发本病。如《诸病源候论》曰:"寒气客于五脏六腑,因虚而发,上冲胸间,则胸痹。"《类证治裁·胸痹》曰:"胸痹,胸中阳微不运,久则阴乘阳位,而为痹结也。"阐述了本病由阳虚感寒而发作。

(二)情志失节

郁怒伤肝,肝失疏泄,肝郁气滞,甚则气郁化火,灼津成痰;忧思伤脾,脾失健运,津液不布,遂聚成痰。气滞、痰郁交阻,既可使血行失畅,脉络不利,而致气血瘀滞,又可导致胸中气机不畅,胸阳不运,心脉痹阻,心失所养,不通则痛,而发胸痹。《杂病源流犀烛·心病源流》曰:"总之七情之由作心痛,七情失调可致气血耗逆,心脉失畅,痹阻不通而发心痛。"

(三)饮食失调

饮食不节,嗜酒或过食肥甘生冷,以致脾胃损伤,运化失健,聚湿成痰,上犯心胸,痰阻脉络,胸阳失展,气机不畅,心脉闭阻,而成胸痹。

(四)劳倦内伤

思虑过度,心血暗耗,或肾阴亏虚,不能滋养五脏之阴,水不涵木,不能上济于心,心肝火旺,使心阴内耗,阴液不足,心火燔炽,下汲肾水,脉道失润;或劳倦伤脾,脾虚转输失职,气血生化乏源,无以濡养心脉,拘急而痛;或积劳伤阳,心肾阳微,阴寒痰饮乘于阳位,鼓动无力,胸阳失展,血行涩滞,而发胸痹。

(五)年迈体虚

久病体虚,暴病伤正;或中老年人,肾气不足,精血渐衰,以致心气不足,心阳不振,肾阳虚衰,不能鼓舞五脏之阳,血脉失于温煦,痹阻不畅,心胸失养而酿成本病。

胸痹的病位在心,然其发病多与肝、脾、肾三脏功能失调有关,如肾虚、肝郁、脾失健运等。

胸痹的主要病机为心脉痹阻,病理变化主要表现为本虚标实,虚实夹杂。本虚有气虚、血虚、阳虚、阴虚,又可阴损及阳,阳损及阴,而表现出气阴两虚,气血双亏,阴阳两虚,甚至阳微阴竭,心阳外越;标实为气滞、血瘀、寒凝、痰阻,且又可相兼为病,如气滞血瘀,寒凝气滞,痰瘀交阻等。本病多在中年以后发生,发作期以标实表现为主,并以血瘀为突出特点,缓解期主要见心、脾、肾气血阴阳之亏虚,其中又以心气虚最为常见。

二、诊断要点

(一)症状

(1)以胸部闷痛为主症,多见膻中或心前区憋闷疼痛,甚则痛彻左肩背、咽喉、胃脘部、左上臂内侧等部位;呈反复发作性或持续不解,常伴有心悸、气短、自汗,甚则喘息不得卧。

(2)胸闷胸痛一般持续几秒到几十分钟,休息或服药后大多可迅速缓解;严重者可见突然发病,心跳加快,疼痛剧烈,持续不解,汗出肢冷,面色苍白,唇甲青紫,或心律失常等证候,并可发生猝死。

(3)多见于中年以上,常因情志抑郁恼怒,操劳过度,多饮暴食,气候变化等而诱发。亦有无明显诱因或安静时发病者。

(二)检查

心电图检查可见 ST 段改变等阳性改变,必要时可做动态心电图、心功能测定、运动试验心电图等。周围血象白细胞总数、血沉、血清酶学检查,有助于进一步明确诊断。

三、鉴别诊断

(一)胃脘痛

心在脘上,脘在心下,故有胃脘当心而痛之称,以其部位相近。尤胸痹之不典型者,其疼痛可在胃脘部,极易混淆。但胸痹以闷痛为主,为时极短,虽与饮食有关,休息、服药常可缓解;胃痛发病部位在上腹部,局部可有压痛,以胀痛为主,持续时间较长,常伴有食少纳呆、恶心呕吐、泛酸嘈杂等消化系统症状。做 B 超、胃肠造影、胃镜、淀粉酶检查,可以鉴别。

(二)悬饮

悬饮、胸痹均有胸痛。但胸痹为当胸闷痛,可向左肩或左臂内侧等部位放射,常因受寒饱餐、情绪激动、劳累而突然发作,持续时间短暂;悬饮为胸胁胀痛,持续不解,多伴有咳唾,肋间饱满,转侧不能平卧,呼吸时疼痛加重,或有咳嗽、咳痰等肺系证候。

（三）胁痛

疼痛部位在两胁部，以右胁部为主，肋缘下或有压痛点。疼痛特点或刺痛不移，或胀痛不休，或隐隐作痛，很少短暂即逝，可合并厌油腻、发热、黄疸等症。肝胆 B 超、胃镜、肝功能、淀粉酶检查有助区分。

（四）真心痛

真心痛乃胸痹的进一步发展。症见心痛剧烈，甚则持续不解，伴有肢冷汗出，面色苍白，喘促唇紫，手足青至节，脉微欲绝或结代等危重急症。

四、辨证

胸痹首先辨别虚实，分清标本。发作期以标实为主，缓解期以本虚为主。

标实应区别气滞、血瘀、寒凝、痰浊的不同。闷重而痛轻，兼见胸胁胀满，憋气，善太息，苔薄白，脉弦者，多属气滞；胸部窒闷而痛，伴唾吐痰涎，苔腻，脉弦滑或弦数者，多属痰浊；胸痛如绞，遇寒则发，或得冷加剧，伴畏寒肢冷，舌淡苔白，脉细，为寒凝心脉；刺痛固定不移，痛有定处，夜间多发，舌紫黯或有瘀斑，脉结代或涩，由心脉瘀滞所致。

本虚又应区别阴阳气血亏虚的不同。心胸隐痛而闷，因劳累而发，伴心慌、气短、乏力，舌淡胖嫩，边有齿痕，脉沉细或结代者，多属心气不足；若绞痛兼见胸闷气短，四肢厥冷，神倦自汗，脉沉细，则为心阳不振；隐痛时作时止，缠绵不休，动则多发，伴口干，舌淡红而少苔，脉细而数，则属气阴两虚表现。

胸痹的疼痛程度与发作频率及持续时间与病情轻重程度密切相关。疼痛持续时间短暂，瞬息即逝者多轻；持续时间长，反复发作者多重；若持续数小时甚至数天不休者常为重症或危候。

一般疼痛发作次数多少与病情轻重程度呈正比。若疼痛遇劳发作，休息或服药后能缓解者为顺症；服药后难以缓解者常为危候。

（一）寒凝心脉

证候：卒然心痛如绞，心痛彻背，背痛彻心，心悸气短，喘不得卧，形寒肢冷，面色苍白，冷汗自出，多因气候骤冷或骤感风寒而发病或加重，苔薄白，脉沉紧或沉细。

分析：寒邪侵袭，阳气不运，气机阻痹，故见卒然心痛如绞，或心痛彻背，背痛彻心，感寒则痛甚；阳气不足，故形寒肢冷，面色苍白；胸阳不振，气机受阻，故见喘不得卧,心悸气短;苔薄白,脉沉紧或沉细,均为阴寒凝滞,阳气不运之候。

(二)气滞心胸

证候:心胸满闷,隐痛阵发,痛无定处,时欲太息,情绪波动时容易诱发或加重,或兼有脘痞胀满,得嗳气或矢气则舒,苔薄或薄腻,脉细弦。

分析:郁怒伤肝,肝失疏泄,气滞上焦,胸阳失展,心脉不和,故心胸满闷,隐痛阵发,痛无定处;情志不遂则气机郁结加重,故心痛加重,而太息则气机稍畅,心痛稍减;肝郁气结,木失条达,横逆犯脾,脾失健运则脘痞胀满;苔薄或薄腻,脉细弦为肝气郁结之象。

(三)心血瘀阻

证候:心胸剧痛,如刺如绞,痛有定处,甚则心痛彻背,背痛彻心,或痛引肩背,伴有胸闷心悸,日久不愈,可因暴怒、劳累而加重,面色晦暗,舌质暗红或紫黯,或有瘀斑,苔薄脉弦涩或促、结、代。

分析:气机阻滞,瘀血内停,络脉不通,不通则痛,故见心胸剧痛,如刺如绞,痛有定处,甚则心痛彻背,背痛彻心,或痛引肩背,伴有胸闷,日久不愈;瘀血阻塞,心失所养,故心悸不宁,面色晦暗;暴怒伤肝,气机逆乱,气滞血瘀更重,故可因暴怒而加重;舌质暗红或紫黯,或有瘀斑,苔薄,脉弦涩或促、结、代均为瘀血内阻之候。

(四)痰浊闭阻

证候:胸闷重而心痛,痰多气短,倦怠肢重,遇阴雨天易发作或加重,伴有纳呆便溏,口黏恶心,咯吐痰涎,舌体胖大且边有齿痕,苔白腻或白滑,脉滑。

分析:痰浊内阻,胸阳失展,气机痹阻,故胸闷重而疼痛,痰多气短;阴雨天湿气更甚,故遇之易发作或加重;痰浊困脾,脾气不运,故倦怠肢重,纳呆便溏,口黏恶心;咯吐痰涎,舌体胖大,有齿痕,苔白腻或滑,脉滑,均为痰浊闭阻之象。

(五)心肾阴虚

证候:心痛憋闷,灼痛心悸,五心烦热,潮热盗汗,或头晕耳鸣,腰膝酸软,口干便秘,舌红少津,苔薄或剥,脉细数或促代。

分析:心肾不交,虚热内灼,气机不利,血脉不畅,故心痛时作,灼痛或憋闷;久病或热病伤阴,暗耗心血,血虚不足以养心,则心悸;阴虚生内热,则五心烦热,潮热盗汗;肾阴虚,则见头晕耳鸣,腰膝酸软;口干便秘,舌红少苔,脉细数或促代,均为阴虚有热之象。

(六)心肾阳虚

证候:心悸而痛,胸闷气短,自汗,动则更甚,神倦怯寒,面色㿠白,四肢不温或肿胀,舌质淡胖,苔白或腻,脉沉细迟。

分析:阳气虚衰,胸阳不振,气机痹阻,血行瘀滞,血脉失于温煦,故见胸闷心痛,心悸气短,自汗,动则耗气更甚;阳虚不足以温运四肢百骸,则神倦怯寒,面色㿠白,四肢不温;肾阳虚,不能制水,故四肢肿胀;舌质淡胖,苔白或腻,脉沉细迟均为阳气虚衰之候。

(七)气阴两虚

证候:心胸隐痛,时作时休,胸闷气促,心悸自汗,动则喘息益甚,倦怠懒言,面色少华,舌质淡红,苔薄白,脉虚细缓或结代。

分析:思虑伤神,劳心过度,损伤心气,阴血亏耗,血瘀心脉,故见胸闷隐痛,时作时休,心悸气促,倦怠懒言等;心气虚,则自汗;气血不荣于上,则面色少华;淡红舌,脉虚细缓,均为气阴两虚之征。

五、治疗

本病的治疗原则应先治其标,后治其本,先从祛邪入手,然后再予扶正,必要时可根据虚实标本的主次,兼顾同治。标实当泻,针对气滞、血瘀、寒凝、痰浊而疏理气机,活血化瘀,辛温通阳,泄浊豁痰,尤重活血通脉治法;本虚宜补,权衡心脏阴阳气血之不足,有无兼见肺、肝、脾、肾等脏之亏虚,补气温阳,滋阴益肾。

(一)中药治疗

1.寒凝心脉

治法:辛温散寒,宣通心阳。

方药:枳实薤白桂枝汤合当归四逆汤加减。两方皆能辛温散寒,助阳通脉。前方重在通阳理气,用于胸痹阴寒证,心中痞满,胸闷气短者;后方则以温经散寒为主,用于血虚寒厥证,见胸痛如绞,手足不温,冷汗自出,脉沉细者。方中桂枝、细辛温散寒邪,通阳止痛;薤白、瓜蒌化痰通阳,行气止痛;当归、芍药养血活血;芍药与甘草相配,缓急止痛;枳实、厚朴、理气通脉;大枣养脾和营。共成辛温散寒,通阳止痛之功。

若阴寒极盛之胸痹重症,胸痛剧烈,心痛彻背,背痛彻心,痛无休止,当用温通散寒之法,予乌头赤石脂丸加荜茇、高良姜、细辛等治疗。方中以乌头雄烈刚燥,散寒通络止痛;附子、干姜温阳逐寒;蜀椒温经下气开郁;为防药物过于辛散,配赤石脂入心经,而固摄收涩阳气。若痛剧而四肢不温,冷汗自出,可含化苏合香丸或麝香保心丸,以芳香化浊,温通开窍,每获即速止痛效果。

另外,可选用苏冰滴丸,每次 2～4 粒,每天 3 次。

2.气滞心胸

治法:疏调气机,活血通络。

方药:柴胡疏肝散加减。本方疏肝理气,适用于肝气郁结、气滞上焦、胸阳失展、血脉失和之胸胁疼痛。方用四逆散去枳实,加香附、枳壳、川芎、陈皮行气疏肝,和血止痛。其中柴胡与枳壳相配可升降气机;白芍与甘草同用可缓急止痛;香附、陈皮以增强理气解郁之功;川芎为血中之气药,既可活血又能调畅气机。全方共奏疏调气机、和血通脉之功效。根据需要,还可选用木香、沉香、降香、檀香、延胡索、砂仁、厚朴等芳香理气及破气之品,但不可久用,以免耗散正气。

若气郁日久化热,出现心烦易怒,口干便秘,舌红苔黄,脉弦数等证者,用丹栀逍遥散疏肝清热;便秘严重者,用当归龙荟丸以泻郁火;如胸闷、心痛明显,为气滞血瘀之象,可合用失笑散,以增强活血行瘀,散结止痛之作用。

另外,可选用冠心苏合丸,每次 3 g,每天 2 次。

3.心血瘀阻

治法:活血化瘀,通脉止痛。

方药:血府逐瘀汤加减。本方祛瘀通脉,行气止痛,用于胸中瘀阻,血行不畅,心胸疼痛,痛有定处,胸闷、心悸之胸痹。方中当归、川芎、桃仁、红花、赤芍活血化瘀,疏通血脉;柴胡、桔梗与枳壳、牛膝配伍,升降结合,调畅气机,开胸通阳,行气活血;生地养阴而调血燥。诸药共成祛瘀通脉、行气止痛之剂。

若瘀血痹阻重症,胸痛剧烈,可加乳香、没药、丹参、郁金、降香等加强活血理气之力;若血瘀、气滞并重,胸闷痛甚者,加沉香、檀香、荜茇等辛香理气止痛药物;若寒凝血瘀或阳虚血瘀者,症见畏寒肢冷,脉沉细或沉迟者,加肉桂、细辛、高良姜、薤白等温通散寒之品,或人参、附子等温阳益气之品;若伴有气短乏力、自汗、脉细缓或结代,乃气虚血瘀之象,当益气活血,用人参养营汤合桃红四物汤加减,重用人参、黄芪等益气祛瘀之品。

还可选用三七、苏木、泽兰、鸡血藤、益母草、水蛭、王不留行、丹皮等活血化瘀药物,加强祛瘀疗效。但破血之品应慎用,且不可久用、多用,以免耗伤正气。在应用活血、破血类药物时,必须注意有无出血倾向或征象,一旦发现,立即停用,并予以相应处理。

另外,可选用活心丸,每次含服或吞服,1～2 丸。

4.痰浊阻闭

治法:通阳化浊,豁痰宣痹。

方药:瓜蒌薤白半夏汤合涤痰汤加减。两方均能温通豁痰,前方通阳行气,用于痰阻气滞,胸阳痹阻者;后方健脾益气,豁痰开窍,用于脾虚失运,痰阻心窍者。方中瓜蒌、薤白化痰通阳,行气止痛;半夏、胆南星、竹茹清热化痰;人参、茯苓、甘草健脾益气;石菖蒲、陈皮、枳实理气宽胸。全方共奏通阳化饮、泄浊化痰、散结止痛之功。

若痰浊郁而化热,证见咳痰黄稠,便干,苔黄腻者,可用黄连温胆汤加郁金清化痰热而理气活血;痰热兼有郁火者,加海浮石、海蛤壳、黑山栀、天竹黄、竹沥化痰火之胶结;大便干结,加生大黄通腑逐痰;痰瘀交阻,症见胸闷如窒,心胸隐痛或绞痛阵发,苔白腻,舌暗紫或有瘀斑,当通阳化痰散结,加血府逐瘀汤;若瘀浊闭塞心脉,猝然剧痛,可用苏合香丸。

5.心肾阴虚

治法:滋阴清热,养心和络。

方药:天王补心丹合炙甘草汤。两方均为滋阴养心之剂;前方以养心安神为主,治疗心肾两虚,阴虚血少者;后方以养阴复脉见长,用于气阴两虚,心动悸,脉结代之症。方中以生地、玄参、天冬、麦冬滋水养阴以降虚火;人参、炙甘草、茯苓以助心气;桂枝、大枣补气通阳,寓从阳引阴之意;柏子仁、酸枣仁、五味子、远志交通心肾,养心安神,化阴敛汗;丹参、当归身、芍药、阿胶滋养心血而通心脉;桔梗、辰砂为引使之品。本方能使心阴复,虚火平,血脉利,则心胸灼痛得解。

若阴不敛阳,虚火内扰心神,心烦不寐,舌尖红少津者,可用酸枣仁汤清热除烦安神;若不效者,再予黄连阿胶汤,滋阴清火,宁心安神。若兼见风阳上扰,用珍珠母、灵磁石、石决明、琥珀等重镇潜阳之品,或用羚羊钩藤汤加减;心肾阴虚者,兼见头晕耳鸣,腰膝酸软,遗精盗汗,口燥咽干,用左归饮补益肾阴,填精益髓,或河车大造丸滋肾养阴清热;若心肾真阴欲竭,当用大剂西洋参、鲜生地、石斛、麦冬、山萸肉等急救真阴,并佐用生牡蛎、乌梅肉、五味子、甘草等酸甘化阴,且敛其阴。

另外,可选滋心阴口服液,每次 10 mL,每天 2 次。

6.心肾阳虚

治法:温振心阳,补益阳气。

方药:参附汤合右归饮加减。两方均能补益阳气,前方大补元气,温补心阳;后方温肾助阳,补益精气。方中人参、姜、枣、炙甘草大补元气,以益心气复脉;附子辛热,温补真阳;肉桂振奋心阳;熟地、山萸肉、枸杞子、杜仲、山药为温肾助阳、补益精气之要药。

若兼肾阳虚,可合金匮肾气丸,或用六味地黄丸滋阴固本,从阴引阳,共为温补肾阳之剂;心肾阳衰,不能化气行水,水饮上凌心肺,加用真武汤;若阳虚欲脱厥逆者,用四逆加人参汤,温阳益气,回阳救逆;若阳虚寒凝而兼气滞血瘀者,可选用薤白、沉香、降香、檀香、香附、鸡血藤、泽兰、川芎、桃仁、红花、延胡索、乳香、没药等偏于温性的理气活血药物。

另外,可选用麝香保心丸,每次含服或吞服1~2粒。

7.气阴两虚

治法:益气养阴,活血通脉。

方药:生脉散合人参养营汤加减。上方皆能补益心气。生脉散长于益心气,敛心阴,适用于心气不足,心阴亏耗者;人参养营汤补气养血,安神宁心,适用于胸闷气短,头昏神疲。方中人参、黄芪、炙甘草大补元气,通经利脉;肉桂通心阳,散寒气,疗心痛,纳气归肾;麦冬、五味子滋养心阴,收敛心气;熟地、当归、白芍养血活血。配茯苓、白术、陈皮、远志,补后天之本,滋气血生化之源,以宁心定志。

若兼见神疲乏力,纳呆,失眠多梦等,可用养心汤加半夏曲、茯苓以健脾和胃,补益心脾,养心安神;若气阴两虚,兼见口燥咽干,心烦失眠,舌红,用生脉散合归脾汤加减;兼有气滞血瘀者,可加川芎、郁金以行气活血;兼见痰浊之象者,可用茯苓、白术、白蔻仁以健脾化痰。

另外,可选用补心气口服液,每天 10 mL,每天 2 次;或滋心阴口服液,每次10 mL,每天 2 次。

(二)针灸治疗

1.基本处方

心俞、巨阙、膻中、内关、郄门。

心俞、巨阙属俞募相配,膻中、心俞前后相配,通调心气;内关、郄门同经相配,宽胸理气,缓急止痛。

2.加减运用

(1)寒凝心脉证:加厥阴俞、通里、气海以温经散寒、宣通心阳。背俞穴、气海可加灸,余穴针用平补平泻法。

(2)气滞心胸证:加阳陵泉、太冲以疏肝理气、调畅气机,针用泻法。余穴针用平补平泻法。若脘痞胀满甚者,加中脘以健脾和中、疏导中州气机,针用平补平泻法。

（3）心血瘀阻证：加膈俞、血海、阴郄以活血化瘀、通脉止痛。诸穴针用平补平泻法。

（4）痰浊阻闭证：加太渊、丰隆、足三里、阴陵泉以通阳化浊、豁痰宣痹。诸穴针用平补平泻法。

（5）心肾阴虚证：加肾俞、太溪、三阴交、少海以滋阴清热、养心和络，针用补法。余穴针用平补平泻法。

（6）心肾阳虚证：加肾俞、气海、关元、百会、命门以振奋心肾之阳。诸穴针用补法，关元、气海、命门、背俞穴可加灸。

（7）气阴两虚证：加足三里、气海、阴郄、少海以益气养阴、活血通脉。诸穴针用补法。

3.其他

（1）耳针疗法：取胸、神门、心、肺、交感、皮质下，每次选3～5穴，用捻转手法强刺激，一般每穴捻1～2分钟，留针15～20分钟，可以每隔5分钟捻转1次。

（2）电针疗法：取内关、神门、胸上段夹脊穴，通电刺激5～15分钟，采用密波，达到有麻、电放射感即可。

（3）穴位注射疗法：取内关、郄门、间使、少海、心俞、足三里、三阴交，用复方当归（10％葡萄糖稀释）、维生素 B_{12} 0.25 mg、复方丹参注射液等，每次选2～3穴，每穴注射 0.5～1 mL，隔天1次。

（4）皮内针疗法：取内关、心俞、厥阴俞、膈俞，每次选1对，埋针1～3天，冬天可延长到5～7天。

第三节　真　心　痛

真心痛是指以突然发作的剧烈而持久的胸骨下部后方或心前区压榨性、闷胀性或窒息性疼痛为临床表现特点的一种严重病症，是胸痹的进一步发展。疼痛可放射到左肩、左上肢前内侧及无名指和小指，一般持续时间较长，常伴有心悸、水肿、肢冷、喘促、面色苍白、汗出、焦虑和恐惧感等症状，甚至危及生命。多因劳累、情绪激动、饱食、受寒等因素诱发。《灵枢·厥病篇》描述了真心痛的发作和预后，称："真心痛，手足青至节，心痛甚，旦发夕死，夕发旦死。"

现代医学的冠状动脉粥样硬化性心脏病、心肌梗死、心律失常、心源性休克等,出现真心痛的临床表现时,可参考本节进行辨证论治。

一、病因病机

真心痛病因病机和"胸痹"类同,与年老体衰,阳气不足,七情内伤,气滞血瘀,痰浊化生,寒邪侵袭,血脉凝滞等因素有关。如寒凝气滞,血瘀痰浊,闭阻心脉,心脉不通,可出现心胸疼痛(胸痹),严重者部分心脉突然闭塞,气血运行中断,可见心胸猝然大痛,而发为真心痛。

真心痛之病位在心,其本在肾。总的病机是本虚标实,本虚是发病基础,标实是发病条件,急性发作时以标实为主,总由心之气血失调、心脉痹阻不畅而致。

二、诊断要点

(一)症状

突然发作胸骨后或心前区剧痛,呈压榨性或窒息性疼痛。疼痛常可放射至左肩背和前臂,持续时间可长达数小时或数天,可兼心悸、恶心、呕吐等。

(二)检查

1.心电图检查

根据 ST 段或 T 波的异常变化来判断心肌缺血的部位及程度,同时根据相应导联所出现病理性 Q 波及 ST 段抬高的表现,来确定心肌梗死的部位。

2.影像学检查

冠状动脉 CTA 以及冠状动脉造影有助于诊断。

3.血清学检查

血清肌钙蛋白、心肌酶等检查有助于诊断。

三、辨证

本病病位在心,其本在肾,本虚标实是其发病的主要机制,而在急性期则以标实为主。

若心气不足,运血无力,心脉瘀阻,或心血亏虚,气血运行不利,可见心动悸,脉结代(心律失常);若心肾阳虚,水邪泛滥,水饮凌心射肺,可出现心悸、水肿、喘促(心力衰竭),或亡阳厥脱,亡阴厥脱(心源性休克),或阴阳俱脱,最后导致阴阳离决。

(一)气虚血瘀

证候:心胸刺痛,胸部闷窒,动则加重,伴短气乏力,汗出心悸,舌体胖大,边有齿痕,舌质黯淡或瘀点瘀斑,舌苔薄白,脉弦细无力。

分析:元气素虚,无力推动血液运行,血行缓慢而滞涩,闭阻心脉,心脉不通,则心胸刺痛,胸部闷窒;动则耗气更甚,故短气乏力,汗出;气虚,心搏加快,故心悸;舌体胖大,边有齿痕,苔薄白为气虚之象;舌质黯淡,有瘀点瘀斑为血瘀之征。

(二)寒凝心脉

证候:胸痛彻背,胸闷气短,心悸不宁,神疲乏力,形寒肢冷,舌质淡黯,苔白腻,脉沉迟,迟缓或结代。

分析:寒邪内侵,阳气不运,气机阻痹,故见胸痛彻背;胸阳不振,气机不利,故见胸闷气短,心悸不宁;阳气不足,上不荣头面,外不达四肢,故面色苍白,形寒肢冷;舌淡黯,苔白腻,脉沉迟缓或结代,均为寒凝心脉、阳气不运之候。

(三)正虚阳脱

证候:心胸绞痛,胸中憋闷或有窒息感,喘促不宁,心慌,面色苍白,大汗淋漓,烦躁不安或表情淡漠;重则神志昏迷,四肢厥冷,口开目合,手撒尿遗,脉疾数无力或脉微欲绝。

分析:阳气虚衰,胸阳不运,痹阻气机,血行瘀滞,故见胸憋闷、绞痛或有窒息感;少气不续,不能维持正常心搏,故心慌,喘促不宁;大汗淋漓,烦躁不安或表情淡漠,乃为阳脱阴竭;阳气消乏,清阳不升,或失血过多,血虚不能上承,故见神志昏迷;气血不能达四末,则四肢厥冷;营阴内衰,正气不固,故口开目合,手撒遗尿;脉疾数无力或脉微欲绝,乃亡阳伤阴之征。

四、治疗

本病在发作期必须选用有速效止痛作用之药物,以迅速缓解心痛症状。疼痛缓解后予以辨证施治,常以补气活血、温阳通脉为法。

(一)中药治疗

1.气虚血瘀

治法:益气活血,通脉止痛。

处方:保元汤合血府逐瘀汤加减。

方中人参、黄芪补气益心;桃仁、红花、川芎活血祛瘀;赤芍、当归、牛膝养血活血;柴胡、枳壳、桔梗行气豁痰宽胸;生地黄、肉桂敛汗温阳定悸;甘草调和诸药。

另外,可选用速效救心丸,每天 3 次,每天 4～6 粒,急性发作时每次 10～

15 粒。

2.寒凝心脉

治法:温补心阳,散寒通脉。

处方:当归四逆汤加减。

方中当归补血活血;芍药养血和营;桂枝温经散寒;细辛祛寒除痹止痛;炙甘草、大枣益气健脾,通行血脉。

本证寒象明显,可加干姜、蜀椒、荜茇、高良姜;气滞加白檀香;痛剧急予苏合香丸,每服 1～4 丸。

3.正虚阳脱

治法:回阳救逆,益气固脱。

处方:四味回阳饮加减。

方中以红参大补元气;附子、炮姜回阳;可加肉桂、山萸肉、龙骨、牡蛎温助心阳,敛汗固脱;加玉竹配炙甘草养阴益气。阴竭亡阳,合生脉散。

另外,可选用丹参滴丸,10～15 粒,每天 3 次。或用参附注射液 100 mL 加 5% 葡萄糖注射液250 mL,静脉滴注。

(二)针灸治疗

1.基本处方

内关、郄门、阴郄、膻中。

内关、郄门同经相配,郄门、阴郄二郄相配,更和心包之募膻中,远近相配,共调心气。

2.加减运用

(1)气虚血瘀证:加脾俞、足三里、气海以益气通络。诸穴针用补法。

(2)寒凝心脉证:加心俞、厥阴俞、命门以温经祛寒、通络止痛。诸穴针用补法,或加灸法。

(3)正虚阳脱证:重灸神阙、关元以回阳救逆固脱。余穴针用补法。

3.其他

(1)耳针疗法:取心、神门、交感、皮质下、内分泌,每次选 3～4 穴,强刺激,留针 30～60 分钟。

(2)电针疗法:取膻中、巨阙、郄门、阴郄,用连续波,快频率刺激20～30 分钟。

(3)穴位注射疗法:取心俞、厥阴俞、郄门、足三里,每次选 2 穴,用复方丹参注射液或川芎嗪注射液,每穴注射 2 mL,每天 1 次。

(4)头针疗法:取额旁 1 线,平刺激,持续捻转 2～3 分钟,留针20～30 分钟。

第四节 心 衰

心衰是由不同病因引起心脉气力衰竭,心体受损,心动无力,血流不畅,逐渐引起诸脏腑功能失调,以心悸、喘促、尿少、水肿等为主要临床表现的危重病证。心衰在临床有急慢之分。其急者表现怔忡,气急,不能平卧,呈坐位,面色苍白,汗出如雨,口唇青紫,阵咳,咯出粉色泡沫样痰,脉多疾数。慢者表现心悸,短气不足以息,夜间尤甚,不能平卧或睡中憋醒,胸中如塞,口唇、爪甲青紫,烦躁,腹胀,右肋下癥块,下肢水肿。

心衰的病位在心,但与肺、脾、肝、肾有关。其发生可源于心脏本身,也可源于其他四脏,其病机关键为心肾阳虚,肺肝血瘀,为本虚标实之疾,其本虚有气虚、阳损、阴伤,或气阴两虚,或阴阳俱损。标实为气滞、血瘀、水结。治疗当标本兼治,急则治标,缓则治本。治本不外益气温阳敛阴,治标为化瘀、利水、逐饮。中医治疗在改善症状、提高生命质量、减少再住院率、降低病死率等方面具有优势。

西医学中称为心功能不全,据国外统计,人群中心衰的患病率为 1.5%～2.0%,65 岁以上可达6%～10%,且在过去的 40 年中,心衰导致的死亡人数增加了 3～6 倍。我国对 35～74 岁城市居民共15 518人随机抽样调查的结果:心衰患病率为 0.9%,按计算有 400 万名心衰患者,其中男性为 0.7%,女性为1.0%,女性高于男性。随着年龄增高,心衰的患病率显著上升,城市高于农村,北方明显高于南方。心功能不全具备上述临床表现者,均可以参考本节辨证论治。

一、诊断标准

(一)中医诊断标准

病史:原有心脏疾病,如心痛,心悸,肺心同病等,多因外感、过劳而复发或加重。

主症:心悸气短,活动后加重,乏力。

次症:咳喘不能平卧,尿少,水肿,下肢肿甚,腹胀纳呆,面色晦暗或颧紫,口唇紫黯,颈静脉怒张,胁下癥块,急者咯吐粉红色泡沫样痰,面色苍白,汗出如雨,四肢厥冷,更甚者昏厥,脉象数疾、雀啄、促、结代、屋漏、虾游。

具备病史、主症,可诊断为心衰之轻症。若在病史,主证的基础上,兼有次症

2 项者,可明确诊断。

(二)西医诊断标准

目前诊断标准尚不统一,也无特异性检查指标,但根据临床表现,呼吸困难和心源性水肿的特点,以及无创性和(或)有创性辅助检查及心功能测定,一般即可做出诊断。临床诊断应包括心脏病的病因、病理解剖、病理生理、心律及心功能分级等诊断。

1.心衰的定性诊断指标

主要标准:①夜间阵发性呼吸困难或端坐呼吸;②劳累时呼吸困难和咳嗽;③颈静脉怒张;④肺部啰音;⑤心脏肥大;⑥急性肺水肿;⑦第三心音奔马律;⑧静脉压升高＞1.57 kPa(16 cmH$_2$O);⑨肺循环时间＞25 秒;⑩肝颈静脉回流征阳性。

次要标准:①踝部水肿;②夜间咳嗽;③活动后呼吸困难;④肝大;⑤胸腔积液;⑥肺活量降低到最大肺活量的 1/3;⑦心动过速(心率＞120 次/分)。

主要或次要标准:治疗中 5 天内体重下降≥4.5 kg。

确诊必须同时具有以上 2 项主要标准,或者具有 1 项主要或 2 项次要标准。

2.心功能的分级标准

参照美国纽约心脏病学会(NYHA)1994 年第 9 次修订心脏病心分级而制定。

(1)心功能Ⅰ级:患有心脏病,但体力活动不受限制,一般体力活动不引起过度的疲乏、心悸、呼吸困难或心绞痛,通常称心功能代偿期。

(2)心功能Ⅱ级:患有心脏病,体力活动轻度限制,静息时无不适,但一般体力活动可出现疲乏、心悸、呼吸困难或心绞痛,也称Ⅰ度或轻度心力衰竭。

(3)心功能Ⅲ级:患有心脏病,体力活动明显受限,休息时尚感舒适,但稍有体力活动就会引起疲乏、心悸、呼吸困难或心绞痛,也称Ⅱ度或中度心力衰竭。

(4)心功能Ⅳ级:患有心脏病,体力活动能力完全丧失,休息状态下也可有心力衰竭或心绞痛症状,任何体力活动后均可加重不适,也称Ⅲ度或重度心力衰竭。

二、鉴别诊断

(一)哮病

急性左心衰者,原有心脏之疾,如心悸(心肌炎)、真心痛等,由某种诱因引发(如过劳、情绪激动、外感等)。临床以猝然心悸,喘急不能平卧,汗出烦躁,常伴咯吐粉红色血沫痰为特征,而哮病患者多无心脏病史,多有过敏史,以反复发作为特征,发作时喉间哮鸣有声,咯出大量痰涎后则喘止。

(二)喘病

慢性心衰在活动后往往见呼吸急促,但多以短气不足以息为特征,休息可减轻或缓解,而喘病患者多有肺病史,多因外感而诱发,多伴咳嗽、咳痰。

(三)肾性水肿

慢性心衰重症阶段出现尿少,水肿,而水肿呈下垂性,卧位时腰骶部水肿,兼有纳呆、腹胀、右下腹胀痛等胃肠道症状。而肾性水肿多与外感风寒、风热有关,起病较急,面目先肿,兼有尿少、腰痛,或兼头胀头痛,借助尿常规检查可发现蛋白尿或血尿,血中尿素氮、肌酐增高。

三、证候诊断

(一)心气(阳)虚证

心悸,气短,乏力,活动后明显,休息后可减轻,纳少,头晕,自汗,畏寒,舌质淡,苔薄白,脉细弱无力。

(二)气阴两虚证

心悸气喘,动则加重,甚则倚息不得卧,疲乏无力,头晕,自汗盗汗,两颧发红,五心烦热,口干咽燥,失眠多梦,舌红,脉细数。

(三)阳虚水泛证

心悸气喘,畏寒肢冷,腰酸,尿少水肿,腹部膨胀,纳少脘闷,恶心欲吐,舌体淡胖有齿痕,脉沉细或结代。

(四)气虚血瘀证

心悸气短,活动后加重,左胸憋闷或疼痛,夜间痛甚,两颧黯红,口唇青紫,胁下癥块,舌紫黯,苔薄白,脉沉涩或结代。

(五)阳衰气脱证

喘悸不休,烦躁不安,汗出如雨或如油,四肢厥冷,尿少水肿,面色苍白,舌淡苔白,脉微细欲绝或疾数无力。

四、病因

(一)原发病因

1.源于心

久患心脏之疾,如心悸、心痹、心痛、克山病、心肌炎及先天性心脏病等,导致心气内虚,日久心体肿胀,若再遇外邪侵袭,或情绪刺激,或因过劳,进一步损伤心体,侵蚀心阳,心阳不振,心力乏竭,不能鼓动血液运行,使瘀血阻滞,心脉不通。一则脏腑、肌腠缺血而失养,二则迫使血中水津外渗,进而出现脏腑功能失调,水饮凌心射肺或停积局部及水湿泛溢肌肤之证候,发为心衰。

2.源于肺

久咳、久喘、久哮等肺系慢性疾病反复发作,迁延或失治,痰浊潴留,伏着于肺,肺气壅塞不畅,痰瘀阻于肺管气道,使肺气胀满不能敛降,导致肺之体用俱损,病变首先在肺,继则影响脾、肾,后期病及于心。因肺朝百脉,肺气辅佐心脏运行血脉,肺伤则不能助心主治节,致使血行不畅,血瘀肺脉,肺气更加壅塞,造成气虚血滞、血滞气郁,由肺及心,心血瘀阻不通,日久心力乏竭,心体受损,发为心衰。

3.源于肝

久患肝脏之疾,或暴怒伤肝,导致肝失疏泄之机和条达之性,肝所藏之血不能施泄于外,血结于内,引起肝气滞心气乏,鼓动无力,血循不畅,瘀阻于心,引发血中水津外渗而致水肿、喘咳等证候,发为心衰。

4.源于肾

肾为精血之源,又为水火既济之脏,肾脉上络于心,久患肾脏之疾,则肾体受损,肾阳受伤,命火不足,相火不发,不能蒸精化液生髓,髓少不能生血,血虚不能上奉于心,心体失养,心阳亏乏,心气内脱,心动无力,则血行不畅,瘀结于心,导致心体胀大,发为心衰。

5.源于脾胃

脾胃之脉络于心,心气之源受之于脾,脾又为统血之脏。食气入胃,浊气归心。因此久患脾胃之疾,或思虑过度,或饮食不节(肥甘滋腻及长期饮酒、咸食),损伤脾胃,致使中气虚衰,中轴升降无力,引起水谷精微不能奉养于心主。元气不能上充于心,则心气内乏,鼓动无力,血瘀在心,日久心体胀大,或津血不足,心体失养,体用俱损,发为心衰。

(二)诱因

1.外感

多由外感六淫之邪,袭卫束表,内迫于肺,肺失宣降,痰浊内蕴,影响辅心以治节功能,使心不主血脉,加重心衰。

2.过劳

劳则气耗,心气受损,发为心衰。

3.药物

某些药物如过于苦寒,过于辛温,或输液过速等均导致心气耗散,诱发心衰。

五、病机

(一)发病

多以起病缓慢,逐渐加重为特点。初起见劳累后心悸,气短,疲乏无力,休息后可缓解,逐渐发展为休息时仍觉心悸不宁,喘促难卧,尿少,水肿,口唇爪甲青紫等。少数发病急,突然气急,端坐呼吸,不得卧,面色苍白,汗出如雨,口唇青黑,阵咳,咯吐粉红色泡沫样痰,脉多疾数。

(二)病位

在心,为心之体用俱病,与肺、脾、肝、肾密切相关。

(三)病性

为本虚标实之疾。虚者,以气虚、阳虚为本。病初多为气虚,病久则见阳虚,根据患者体质及原发疾病不同,少数患者可见血虚或阴虚。病变过程中,逐渐形成病理产物,为饮、为痰、为瘀、为浊,阻滞气机,发展为气滞血瘀水结之标实之疾。最终为心肾阳虚,肺肝血瘀,虚实夹杂。

(四)病势

缓慢发病者,初起时症状较轻,仅见劳累后心悸,气短,乏力,休息后症状可减轻或消失。随病情加重,出现休息状态下仍觉心悸不宁,喘促难卧,腹胀尿少,水肿,甚至神昏等。发病急骤者,突然气急呈端坐呼吸,面色苍白,汗出如雨,咯吐血色泡沫痰,唇青肢冷,救治及时,尚可转安,稍有延误,则昏厥死亡。

(五)病机转化

多种原因导致心气虚,心动无力,久之则心力内乏,乏久必竭。心气虚衰而竭,则血行不畅,引起机体内外血虚和血瘀的病理状态。血行不畅则五脏六腑失其濡养,心失所养则心气更虚,瘀阻更甚,日久则心体胀大;子盗母气,心体胀大日久则累及于肝,血瘀在肝,则肝体肿大,失其疏泄之职,气机不畅,影响脾胃升降之机,见腹胀,纳呆,便溏或便秘;瘀血在肾,则水道不通,开阖不利,形成水肿;瘀血在肺,则上焦不宣,肺气郁闭,壅塞不畅,故见咳喘,呼吸困难。

津血同源,血瘀日久导致阴津不足,出现气阴两虚,故患者表现口干,心烦。由于心气不足,血不能行全身以濡养诸脏,肾失所养而导致肾虚,肾阳虚则膀胱失其气化,水渍失司。另外,心肾阳虚,不能温煦脾胃,可使中焦运化无权,湿浊内蕴。同时"血不利则为水",水邪内泛外溢,凌心射肺,则悸喘不宁。心阳根于肾阳,阳气衰竭,心气外脱,心液随气外泄,故见喘促不宁,烦躁不安,汗出如雨如油,四肢厥冷,尿少水肿等症。

总之,心衰是全身性疾病,病初以气虚阳虚为主,偶见阴虚;病变过程中,因气虚无力运血或阴虚脉道不充,则成血瘀;阳气不足,水津失于气化,形成水肿;病延日久者,正气日衰,五脏俱败,正不胜邪,最终可致心气衰微,心阳欲脱之险证。虚和瘀贯穿疾病的始终,虚有气虚、阴虚、阳虚。瘀有因虚致瘀、因实致瘀,虚越甚,瘀越重。水是疾病发展过程中的病理产物,病越重,水越盛。

所以心肾阳虚为病之本,血瘀水停为病之标,本虚标实。又因心衰患者内脏俱病,正气虚衰,每易罹受外邪,新感引动宿疾,使心衰反复而逐年加重。

(六)证类病机

心衰过程是因虚致实,实又可致更虚的恶性循环,以气虚阳虚为本,发展为气阴两虚、气虚血瘀、阴阳两虚、阳虚水泛、阳衰气脱等不同病理过程。

心气(阳)虚证:由于年老体弱,久患心脏之疾或他脏之疾累于心,使心气亏耗。心气内乏,无力帅血,心神涣散而不藏,故见心悸不安;动则气耗,故见乏力,气短不足以息,动则益甚。汗为心之液,气不固护,见汗液自出。脉道鼓动无力,则见脉弱或结或代。此候为心衰早期表现。

气阴两虚证:心居胸中,为宗气所聚,心气亏虚,气不生津,津随气耗,出现阴虚;或心气亏乏,不能固护,营阴不能内守;或气(阳)虚日久,阳损及阴,出现气阴两虚。也可见于急性或慢性心衰反复发作之人久用温阳利水之剂,耗竭阴津,致心之气阴两虚。由于心气不足,气不布津,津液不能上承,故出现口干;心阴亏虚,虚火内生,蒸津外泄,故见盗汗;扰动心神,则心烦,少寐多梦。舌红少津,脉细弱。

气虚血瘀证:心气虚无力推动血液运行,导致血行迟滞而形成瘀;因心肺气血不畅,上焦不宣,引起中焦枢机不转,脾失运化之力,胃失腐熟水谷之能,致使升降功能呆滞,肝之疏泄功能受阻,水渎功能不畅,而致气滞血瘀水泛。此候为心衰发展的中晚期阶段,由心及于肺、脾(胃)、肾、肝、三焦,气血阴阳亏虚,瘀、水、气(滞)、痰互结。血行不利,脉络瘀滞,见口唇爪甲青紫,胁下积块;脾不运化,则纳呆,腹胀;水渎不利,则尿少水肿;水饮凌心则怔忡;射肺则咳喘不宁。本愈虚标愈实,心阳、脾阳、肾阳皆虚,患者表现畏寒肢冷,汗多,易外感;津血不行,阴液枯竭,虚热内生,则见口干不欲饮或欲饮冷,烦躁不安。舌红少津或舌淡胖,脉细涩。

阳虚水泛证：由于心阳不振，无力温运水湿，可致湿浊内蕴；随疾病进展，脾阳受损，不能健运，复加肺气亏虚，水道失其通调，水湿内停；后期肾阳虚衰，膀胱气化不利，水饮内泛；心阳根于肾阳，心肾阳虚，肾不纳气，心阳外越，故见心悸气喘，动则益甚；母病及子，脾失阳助，则脾不制水而反侮，中轴不运，见腹部膨胀，纳少脘闷，恶心欲吐；膀胱气化失司，津不化气而为水，见尿少水肿。阳虚不能温于四末，故见四肢厥冷。

阳衰气脱证：疾病发展末期，诸脏之阳皆亏，阴盛于内，阳脱于外，虚阳外越，故见喘急而悸；动荡心神，则见烦躁不安；阳虚则寒，见四肢厥冷，且逆而难复；汗为心之液，心阳衰竭，不能固守营阴，真津外泄，故见汗出如珠如油。舌脉均见阴阳离绝之象。

六、分证论治

(一)辨证思路

1.辨急性与慢性

心衰在临床上有急慢之分。急者可见怔忡，气急，不能平卧，呈坐状，面色苍白，汗出如雨，口唇青黑，阵咳，咯吐粉红泡沫样痰，脉多疾数。慢者可见心悸，短气不足以息，夜间尤甚，不能平卧或夜间憋醒，胸中如塞，口唇、爪甲青紫，烦躁，腹胀，右胁下癥块，下肢水肿。

2.辨原发病证

既往有无能引发心衰之病，如胸痹心痛、心痹、肺心同病、心悸、瘿病、肾脏之疾、消渴等。

原有胸痹心痛者，在心衰证候基础上常伴有胸闷，左胸膺部疼痛，向左肩背部放射，疼痛多短暂，但反复发作。多发于年老之人，平素经常胸闷，时有左胸膺部疼痛，持续时间较短，服用芳香开窍药物可缓解，多因过劳、情绪激动、饱食或寒冷刺激而诱发。或伴心悸，逐渐出现喘促不能平卧，尿少水肿，夜间憋醒，舌质青紫、苔腻、脉沉弦。

原有肺胀病者，有长期反复咳喘的病史，心衰加重多与感受外邪有关，颜面、口唇、爪甲青紫黯明显，稍有外感则咳喘发作，痰多，胸满，心悸，尿少水肿，腹胀，纳呆，口唇、颜面及爪甲紫黑，苔厚腻、脉滑数。本病病变早期在肺，继则影响脾、肾。

3.辨诱因

心衰最常见诱因为感受外邪。如出现恶寒发热，咳嗽，咯白痰者，多外感寒邪;如发热重,咯黄痰者,多感受热邪。有些药物可诱发心衰,如抗心律失常药、药物过敏、输液反应、输液速度过快等。另外,过劳及情绪刺激也可诱发心衰。

4.辨标本虚实

本虚有气虚、阳损、阴伤、气阴两虚或阴阳俱损之分。气虚者,多为心衰之初期,症见气短,乏力,活动后心悸加重;阳损者,在气虚的基础上见畏寒,肢冷,面色青灰,下肢水肿,多为心衰中期表现;阴伤者,可见形体消瘦,两颧黯红,口干,手足心热,心烦等;气阴两虚者为气虚证与阴伤证并见,多见于心肌炎之心衰;阴阳俱损为阴伤与阳损并见,为心衰之重证。标实为气滞、血瘀、水结。气滞者,症见胸闷,胁腹胀满,脘胀纳呆;血瘀者,症见面色晦黯,口唇、爪甲及舌质青紫,脉促、结、代、或涩;水结者,症见面浮水肿,呕恶脘痞,喘悸难卧,舌体胖大,边有齿痕。另外,患者反复心衰或经常应用利尿剂,使阴阳俱损,阳虚水泛,阴虚生热,水热互结,出现尿赤少、水肿、心烦、口渴、喜冷饮等寒热错杂证。

5.辨病位

心衰病位虽然在心,但常见两脏或数脏同病,虚实错杂。不论先为心病而后及于他脏,或先有肺、肾、肝、脾之病而后及心,病至心衰,多见五脏俱病,但仍以心为主,因"心为五脏六腑之大主"。心肺气虚,肾不纳气,则见心悸,咳嗽,气喘,倚息不得卧等症状;心肾阳虚,则见畏寒肢冷,水肿,心悸,短气,喘促,动则更甚等证候;心肺阴虚可见心悸,咳嗽,咯吐血痰,口干,盗汗等证候;心脾两虚可见心悸,乏力,血虚,腹胀,纳呆,不寐,便溏等证候;若肺肝脾肾同病,则形成气滞血瘀水结证候。

6.辨病情

心衰以悸、喘、肿为三大主症,其中以心悸、怔忡贯穿始终,如果单纯表现为心悸、乏力、气短者,病情相对较轻;如见有咳嗽、咯白痰者,或外邪引动内饮,或有水邪射肺,如咯粉红泡沫样痰,多为急性左心衰,病情危重;心衰出现喘或喘不能平卧者,源于病久及肺作喘或肾虚不能纳气作喘,属心衰发展至中晚期;如喘与水肿同时出现,多为心衰晚期,三焦同病,五脏受损,病情较重。

7.辨舌脉

舌体胖大或有齿痕者,多为阳虚兼水湿内蕴;舌体瘦小,质干或有裂纹,为阳衰阴竭;舌紫黯或隐青,为阳气虚衰,血行瘀阻;如兼有热象,可见红绛舌;舌苔一般为薄白苔,兼有痰饮者多为白腻苔,肺有痰热者多见黄腻或灰黄腻苔,痰湿重者可见灰腻苔。脉象沉细数或结代,为气阴两虚;脉沉数而疾无力,或涩而沉,或结或促或代,或雀啄、鱼翔,为气(阳)虚血瘀;脉微细而数,或结代、雀啄,为阳衰气脱;脉微欲绝散涩,或浮大无根,为阴竭阳绝危证。

因此治疗当标本兼顾,急则治标,缓则治本。治本不外益气温阳敛阴,治标为化瘀、利水、逐饮。

(二)分证论治

1.心气(阳)虚

症舌脉:心悸,气短,乏力,活动时明显,休息后可减轻,纳少,头晕,自汗,畏寒,舌质淡、苔薄白、脉细弱无力。

病机分析:此证型常见于各种心脏之疾导致心衰之早期,或中重度心衰经过治疗之恢复阶段,相当于心功能Ⅰ、Ⅱ级。本证主要临床表现为心悸、气短,无论是各种心脏病本身,还是他脏之疾,如肺系之疾,饮食伤脾,肝脏或肾脏之疾,首先损伤心气,使心气力不足。心气帅血以动,营运周身,今气虚不能帅血,使周身失其血之濡养,故见乏力、头晕等症。病位主要在心,可及于肺、脾。

治法:补心益气。

常用方:保元汤(《博爱心鉴》)加减。黄芪、人参、肉桂、甘草、淫羊藿、补骨脂、茯苓。加减:出现胸闷胸痛者,多由于气虚血行不畅,心脉不通所致,加丹参、川芎、赤芍或加桃红四物汤(《医宗金鉴》)、黄芪桂枝五物汤(《金匮要略》)、补阳还五汤(《医林改错》)等;形寒肢冷,胸痛者,为心阳不足,加附子、干姜、桂枝、薤白;胸胁胀满者,为气虚气滞,加醋柴胡、醋青皮;患者除心悸、气短,还见有头晕、健忘者,用归脾汤(《济生方》);心悸重,脉结代者,用炙甘草汤(《伤寒论》);动则心悸汗多者,加桂枝甘草龙骨牡蛎汤(《伤寒论》)。

常用中成药:补心气口服液每次 10 mL,每天 3 次。补益心气,活血理气止痛,适用于心气心阳不足又兼血瘀、痰浊之心衰。福王黄芪口服液每次 10～20 mL,每天 2 次。益气固表,利水消肿,补中益气,适用于心气亏虚之心衰。人参片每次 4 片,每天 2 次。大补元气,补益肺脾。适用于以心气不足为主要症状的心衰。黄芪注射液 20 mL 加入 5％葡萄糖注射液或 0.9％氯化钠注射液 250 mL 中,静脉滴注,每天 1 次。补益肺脾,益气升阳。用于症见气短、乏力等气虚之象者。

体针:常取心俞、神门、内关、间使、胆俞、阳陵泉、足三里、曲池等穴,每次取穴 3～5 个,每天1 次,7 天为 1 个疗程,以补法为主。

耳针:常取心、定喘、肺、肾、神门、交感、内分泌等穴,可用针刺、按压、埋针等方法,每次 3～4 个穴位。

临证参考:心气虚贯穿于心衰的全过程,因此补益心气是此证型的主要治疗大法,补气药物首推参、芪。《万病回春》言人参"扶元气,健脾胃,进饮食,润肌肤,生精脉,补虚赢,固真气,救危急"。不同品种的人参制品,如红参、西洋参、生晒参均具强心的作用,其中红参的效果最好,一般调理每天可用3～5 g,病情明显可用10 g,严重者可用15～20 g,危重患者可用到30 g。如气虚血瘀时,黄芪与活血药同用,可起到活血而不伤血,并有养血之功。此外白术不单健脾益气,还可化痰、燥湿、行水,因此在气虚为主的心衰患者中也是常用中药。此证型常见于心衰初期或慢性心衰经治疗病情相对稳定,相当于心功能Ⅰ、Ⅱ级患者,若不伴有反复心动过速或心房纤颤,可不使用洋地黄类药物,以中药益气活血为主,可改善心功能,提高患者生活质量。

2.气阴两虚

症舌脉:心悸气喘,动则加重,甚则倚息不得卧,疲乏无力,头晕,自汗盗汗,两颧发红,五心烦热,口干咽燥,失眠多梦,舌红、少苔、脉细数或沉细。

病机分析:此证型多见于慢性反复发作之心衰患者,长期应用利尿剂或抗生素治疗,利尿剂直伤阴津,抗生素乃苦寒之品。由于阴阳相互依存,心衰日久,由气虚而损及于阴;或久用、过用温燥而伤阴;或水肿患者应用利尿之剂,使阴液亏耗。两颧红,五心烦热为阴亏虚阳上扰之证。有些患者甚则出现口干渴,渴而喜冷饮,此非实热,乃心衰日久,多脏虚损,脾不能为胃行其津液,阴虚燥热所致;津伤肠燥,还可出现大便秘结不行。

治法:益气养阴。

常用方:生脉散(《内外伤辨惑论》)加减。生晒参、麦冬、五味子、黄芪、黄精、玉竹、生地黄、阿胶、白芍。加减:若见阴阳两虚,畏寒、肢冷者,加附子、干姜、桂枝;气虚重者,重用黄芪;水肿者加泽泻、车前子、白术;腹胀者加厚朴、大腹皮、莱菔子、砂仁;心烦者加黄连;脉结代者,用炙甘草汤(《伤寒论》)。

常用中成药:参麦注射液40～60 mL加入5%葡萄糖注射液250 mL中,静脉滴注,每天1次。益气固脱,滋阴生津,养心复脉。用于气阴两虚之心衰。生脉注射液40 mL加入5%葡萄糖注射液250 mL中,静脉滴注,每天1次。补气养阴,生津复脉,益气强心。用于气虚津伤,脉微欲绝之心衰。补心气口服液、滋心阴口服液:每次各10 mL,每天3次。两者合用益气养阴,活血通脉。用于气阴两虚之心衰。

体针:常取心俞、神门、内关、间使、厥阴俞、阳陵泉、足三里、三阴交等穴,每次取穴3～5个,每天1次,7天为1个疗程,以补法为主。慢性肺心病,常取肺俞、肾俞、膻中、气海、足三里。心慌加内关。

耳针:常取心、定喘、肺、肾、神门、交感、内分泌等穴,每次3~4个穴位,可用针刺、按压、埋针等方法。慢性肺心病,常取心、神门、交感、肾、肾上腺等穴。

临证参考:益气养阴多用参、麦,所以人参、麦冬是本证型必不可缺的常用药物。《日华子本草》言麦冬"治五劳七伤,安魂定魄",《本草汇言》言其"主心气不足,惊悸怔忡,健忘恍惚,精神失守"。

本证型虽为气阴两虚,但气虚为始,阴虚为渐,气虚为本,故治疗上,即使阴虚较重,也不能舍其气而单补阴,益气温阳贯彻始终。此外,心阳失敛更易外散,故益气养阴之中应配以酸收,常用麦冬、五味子,一使阳气内守,温运心脉,二可防止温阳化气药物辛温伤阴散气。阴虚生热,患者常见心烦,可加黄连、生地黄。大量或长期应用利尿剂的患者,常出现口干渴而喜冷饮,可用白虎加人参汤以清热益气生津,生石膏用量可加大。大便干结者,可加大黄、元明粉急下存阴。养阴多以甘寒之品,不可过于滋腻。

3.阳虚水泛

症舌脉:心悸气喘,畏寒肢冷,腰酸,尿少水肿,咳逆倚息不得卧,腹部膨胀,或胁下积块,纳少脘闷,恶心欲吐,颈脉动,口唇爪甲青紫,舌体淡胖有齿痕、脉沉细或结代。

病机分析:本证型属本虚标实,为疾病发展至中晚期之征,相当于临床上心功能Ⅲ、Ⅳ级。心居胸中,为阳中之阳,心气心阳亏虚,出现心悸、怔忡,动则气喘。在此阳虚不单心阳虚,脾阳、肾阳皆虚,土不制水而反克,肾不制水而妄行,水邪泛滥,内蓄外溢,外溢肌肤则面浮肢肿;上凌心肺则加重心悸、喘促,甚则咳逆倚息;聚留胸腹则出现胸腹水。诸脏皆病,三焦气化不利,津聚不行,瘀血内停,瘀于心脉则见胸中隐痛,咳唾血痰,唇甲紫黯,颈部及舌下青筋显露;瘀于肺,则短气喘促、呼吸困难;瘀于肝,则胁下积块。瘀血水饮虽继发于心气亏虚,但一旦形成又可进一步损伤阳气,形成由虚致实、由实致虚的恶性病理循环。

治法:温阳利水。

常用方:五苓散合真武汤(《伤寒论》)加减。桂枝、制附子、茯苓、白术、白芍、生姜、泽泻、猪苓、车前子、丹参、红花、益母草。加减:喘促甚者加葶苈子、桑白皮、地龙或加葶苈大枣泻肺汤(《金匮要略》);中阳不足兼痰饮者,可用苓桂术甘汤(《金匮要略》);腹胀者加大腹皮、莱菔子、厚朴;恶心呕吐者加生姜汁、半夏、旋覆花。

常用中成药:参附注射液10~20 mL加入5%葡萄糖注射液250~500 mL中,静脉滴注,每天1次。回阳救逆,益气固脱。用于心阳不振,症见四肢不温,尿少水肿者。福寿草片每次1片,每天2次。强心,利尿,镇静。用于治疗心衰水肿患者。补益强心片每次4片,每天3次。益气养阴,化瘀利水。用于治疗气阴两虚,血瘀水停所致心衰。强心力胶囊每次4粒,每天3次。温阳益气,化瘀利水。用于治疗阳气虚乏,血瘀水停所致心衰。

针灸:取心俞、神门、内关、间使、通里、少府、足三里、膻中、气海、中脘等穴,每次取穴3~5个,每天1次,7天为1个疗程,以补法为主。水肿者配太溪、三阴交。

临证参考:在此证型中,阳虚是其病机关键,喘促、水肿是其主要的临床表现,温阳是本证的主要治法。温阳药中首推刚燥之附子,因附子性温有小毒,含乌头碱,故应制用,用时先煎30分钟。肺心病心衰时,因为心肌纤维肥大、间质水肿,对乌头碱比较敏感,临床易出现中毒,故用量宜小,但风湿性心脏病患者剂量可加大。附子温阳,大多与干姜配伍,"附子无姜不热",但如果心动过速,阴虚有热者不用干姜。附子可与桂枝相配,可以宣通阳气,以利于化水气。阳虚不单心阳不振,脾阳、肾阳也衰,但不同患者的病理转归不同,又各有偏倚。阳虚水盛而兼腹胀明显者,偏于脾阳虚,应选苓桂术甘汤(《金匮要略》),桂枝不仅能宣通阳气、利水,还能活血,用量一般10~15 g。水肿且咳逆者,可宣肺利水,加用葶苈子。此证候虽以"水"为标实之象,但利水之法各有不同,根据不同症状表现,可以配合化瘀以利水,可以行气以利水。

此证型多相当于心功能为Ⅲ、Ⅳ级的心衰患者,当水肿较重时,可配合西药强心、利尿之品治疗,当病情减轻后,再逐渐减少利尿剂用量,直至停药。现代药理研究表明很多中药具强心功效,如枳实、葶苈子、万年青、北五加皮、福寿草等,可在辨证的基础上酌情加用,但北五加皮具有强心苷作用,易出现洋地黄中毒,使用时剂量宜小。

4.气虚血瘀

症舌脉:心悸气短,活动后加重,左胸憋闷或疼痛,夜间痛甚,两颧潮红,口唇青紫,胁下癥块,或有小便少,下肢微肿,舌紫黯、苔薄白、脉沉涩或结代。

病机分析:心主血脉,血脉运行全赖心中阳气之推动,诚如《医学入门》所说:"血随气行,气行而行,气止则止,气湿则滑,气寒则凝。"气为血之帅,血为气之母,因此心衰患者自出现之始,即也存在着血行不畅,脉道不利,因虚致瘀是心衰出现瘀象的主要病机,但也可由于津液亏虚致瘀或水不行而为瘀或气滞血瘀。随病情进展,心衰反复发作,诸脏失血之濡润,首先肝血不藏,肝体不柔,出现胁下积块;心气亏虚,络脉失充,心脏失养,心脉不通,不通则痛,见胸痛;瘀血阻络,肺失宣降,则可出现胸闷、咳喘。瘀血阻碍气机,进一步加重脏腑之虚,表现为本虚标实。

治法:益气化瘀。

常用方:补阳还五汤(《医林改错》)加减。黄芪、当归、赤芍、地龙、桃仁、川芎、红花、泽兰、益母草。加减:瘀象较重者,可合用桂枝茯苓丸;心痛甚者加全瓜蒌、薤白、郁金或合用芳香化瘀类药物,如速效救心丸、心可舒、银杏叶片等;胁下癥块,加三棱、莪术。

常用中成药:冠心安口服液每次 10 mL,每天 2～3 次。宽胸散结,活血行气。用于治疗冠心病气滞血瘀型心衰。舒心口服液每次 20 mL,每天 2 次。补益心气,活血化瘀。用于治疗气虚血瘀心衰患者。丹红注射液 20 mL 加入 5％葡萄糖注射液 250 mL 中,静脉滴注,每天 1 次。益气化瘀止痛。用于治疗心血瘀阻证型各种心脏病。疏血通注射液 6 mL 加入 5％葡萄糖注射液 250 mL 中,静脉滴注,每天 1 次。活血化瘀通络。用于治疗各种血瘀型心脏病。苦碟子注射液 40 mL 加入 5％葡萄糖注射液 250 mL 中,静脉滴注,每天 1 次。化瘀止痛,用于治疗血瘀型冠心病。

针灸:取心俞、神门、内关、间使、厥阴俞、膈俞、膻中、太冲等穴,每次取穴3～5 个,每天 1 次,7 天为1 个疗程,以泻法为主。

临证参考:心力衰竭的患者均存在微循环改变及红细胞变形、血浆黏稠、血管外周阻力明显增高等现象,而现代研究已证实活血化瘀类中药能改善上述状况,常用药物有丹参、川芎、红花、益母草、赤芍、三七、鸡血藤等。而配伍应用具有活血化瘀功效的注射剂能明显改善心功能,如丹参注射液、川芎嗪注射液、碟脉灵注射液、舒血宁注射液等。但对于血瘀较重,见胁下积块的患者,不宜用大量破瘀之品,以免络破血溢,出现咯血、便血等变证。

5.阳衰气脱

症舌脉:喘悸不休,烦躁不安,汗出如雨或如油,四肢厥冷,尿少水肿,面色苍白,舌淡苔白,脉微细欲绝或疾数无力。

病机分析:此证型多见心衰患者发展至终末阶段,也可见于暴受温邪、心脉闭塞等导致心阳暴脱,如急性感染性心肌炎、急性大面积心肌梗死等。患者不单阳衰,阴亦竭,故常表现躁动不安,乃阴不敛阳,虚阳外越之象。

治法:回阳救逆,益气固脱。

常用方:急救回阳汤(《医林改错》)加减。人参、附子、炮姜、白术、炙甘草、桃仁、红花。加减:阴竭阳绝,兼舌干而萎,口渴者,可改用阴阳两救汤,病情转安后,可用生脉散(《内外伤辨惑论》)调治;肢冷,汗多,喘而脉微欲绝者,选参附龙牡汤(《伤寒论》)或加麻黄根、浮小麦、山萸肉。

常用中成药:参附注射液 20～50 mL 加入 5％葡萄糖注射液 100 mL 中,静脉滴注,每天 1～2 次,肢冷汗出脉微者,可直接静脉推注。益气回阳固脱。用于治疗阳衰气脱型心衰患者。

针灸:取心俞、神门、内关、三阴交、足三里、膻中、气海、关元等穴,每次取穴 3～5 个,每天1次,7 天为 1 个疗程,以补法并灸为主。

临证参考:此证型多属各种急慢性心衰发展至终末阶段,病情危笃,需立即急救。中西医结合治疗,优于单纯西医治疗。在强心药的应用上,虽然许多中药含有强心苷,如北五加皮等,但此时患者对上述强心药的耐受程度差异很大,不易掌握剂量,容易引起中毒,故强心剂的应用不如西药洋地黄类。在利尿剂的应用上,虽然中药利尿效果不如西药见效快,但此时由于患者心力衰竭,心排血量下降,肾血流量不足,单纯西药利尿已无效,如果配合大剂量通阳利水或化瘀利水之品,则明显增强利尿效果。阳衰气脱,出现汗出肢冷,患者往往进入休克阶段,少尿或无尿,血压下降,单纯应用西药升压药,如多巴胺、间羟胺,大剂量应用使肾血管收缩,出现尿少,四肢厥冷,长期应用还存在药物依赖,此时如配合中药参附注射液,回阳救逆,其升压作用明显增强,可减少西药升压药用量,减轻药物依赖,且增加末梢血循环,使四肢变暖,尿量增加。

七、按主症辨证论治

(一)心悸

心悸是心衰患者始终存在的症状,往往与气短并见,听诊时心率可增快,可闻及奔马律,可有心律不齐。脉诊可见促、结、代、疾、数等脉象。初期多以心气亏虚为主,疾病恢复期多以阴虚、阳浮或痰火、水饮为主。

1.心气(阳)虚

临床表现:心中悸动不安,气短,动则加剧,乏力,自汗,舌质淡或隐青、苔白滑、脉多沉细而结或代或涩。上述表现为心气不足之象,如见形寒不足,面色苍白,脉见沉迟,则为心阳不足之象。心电图多见心律不齐,各种期前收缩或传导阻滞。

辨证要点:心悸,气短,乏力,形寒。

治法:益气温阳止悸。

常用方:桂枝甘草龙骨牡蛎汤(《伤寒论》)。桂枝、炙甘草、生龙骨、生牡蛎。

加减:乏力、气短明显者,可加人参、黄芪;心中空虚而悸,脉沉迟,形寒肢冷甚者,可用麻黄附子细辛汤(《伤寒论》);心虚胆怯,神不自主而悸者,可用安神定志丸(《医学心悟》)。

常用中成药:灵宝护心丹每次 3～4 丸,每天 3～4 次。强心益气、通阳复脉、芳香开窍、活血镇痛,用于缓慢型心律失常及心功能不全。

针灸:主穴内关、通里、郄门、三阴交,心神不宁加神门、间使,心阳虚衰灸关元、神阙。

临证参考:心悸是伴随心衰始终之症状,有虚实之分。言其虚,多因心气、心阴、心血之不足。心悸,乏力,气短者,属心气不足,重用参、芪。人参入脾肺二经,有大补元气、固脱生津及安神之功效。现代药理研究证实人参有强心作用,对心脏病患者,人参可通过改善心肌营养代谢而使心功能改善。黄芪入肺、脾二经,不但可以补气固表,还可利水消肿,对于心衰出现自汗、水肿者尤宜。现代药理研究证明黄芪可加强心肌收缩力,增加心排血量,减慢心率,还可直接扩张血管,利尿,减轻心脏负荷,故为救治心衰不可缺少的药物。

2.阴虚火旺

临床表现:心中悸动不安,心烦,少寐多梦,口干,脉多疾数。心电图表现多为快速型心律失常。

辨证要点:心悸,心烦,脉细数。

治法:滋阴清热,宁心安神。

常用方:天王补心丹(《摄生秘剖》)加减。生地黄、五味子、当归、天冬、麦冬、柏子仁、酸枣仁、人参、玄参、丹参、白茯苓、远志、桔梗、朱砂。加减:若热象明显者,可加黄连;心烦重者,加栀子;若阴不敛阳者,可用三甲复脉汤(《温病条辨》)。

常用中成药:稳心颗粒每次 1 包,每天 3 次。益气养阴,定悸复脉,活血化瘀。适用于各种快速性心律失常。利心丸每次 3 g,每天 2 次。养心安神。用于快速性心律失常。

针灸:体针取穴内关、迎香、厥阴俞,强刺激。耳针取心、神门、交感,中等至强刺激。

临证参考:心衰患者在疾病发展过程中常伴有心悸不宁,临床查体时发现各种心律不齐,心阴不足患者以室性期前收缩及快速心律失常多见,此时治疗仍以纠正心衰为主,在辨证的基础上佐以安神之品。因心衰患者之阴虚多源于气虚,故治疗时当气阴双补,以生脉散或炙甘草汤为主方。心烦少寐者,加酸枣仁、苦参或黄连之类,可泻心火,除湿热。现代药理研究认为黄连、苦参均有良好的抗期前收缩作用。

3.水饮凌心

临床表现：心悸而喘咳，眩晕，胸脘痞满，尿少或水肿，舌苔白滑，脉多弦滑。听诊双肺可闻及水泡音，心率多快，可闻及奔马律。

辨证要点：心悸，咳喘不得卧，尿少水肿。

治法：振奋心阳，化气行水。

常用方：葶苈大枣泻肺汤（《伤寒论》）。葶苈子、大枣。加减：如水饮上逆，恶心呕吐者，加半夏、陈皮、生姜以和胃降逆；如肾阳虚衰，不能制水，水气凌心，症见心悸喘咳，不能平卧，四肢不温者，选真武汤（《伤寒论》）；头晕，小便不利，水肿甚者，选苓桂术甘汤（《伤寒论》）。

针灸：肺俞、合谷、三焦俞、肾俞、水分、足三里、三阴交、复溜等穴，补泻兼施。

临证参考：此证型多为心衰之重证，心悸乃由于阳虚水邪上犯于心，心阳不振，营阴内虚，水在心下，阳不归根，故头眩身动。可采用苓桂术甘汤纳气宁心的治法。温阳同时不忘利水，可加防己、车前草、木通；宗气无根，则气不归原，故应加龙骨以镇浮阳，牡蛎以抑上逆之水气；阳虚寒水所困，使血凝滞，则加泽兰、茺蔚子化瘀行水，但不宜用化瘀重剂。

（二）喘促

心衰往往伴有气促，甚则短气不足以息，故首先要辨虚实。《素问·调经论》提出："气有余则喘咳上气，不足则息不利少气。"《景岳全书·杂证谟·喘促》说："实喘者有邪，邪气实也；虚喘者无邪，元气虚也。实喘者长而有余，虚喘者气短而不续。实喘者胸胀气粗，声高息涌，膨膨然若不能容，唯呼出为快也；虚喘者慌张气怯，声低息短，惶惶然若气欲断，提之若不能升，吞之若不相及，劳动则甚，而惟急促似喘，但得引长一息为快也。"从以上论述看，心衰之气喘当属虚喘，乃责于肺肾，但也有由于水饮凌心射肺使肺实作喘者。

1.痰饮上凌于肺

临床表现：咳喘不能平卧，喉中痰鸣，胸高息粗，咳嗽大量黏痰或涎液，尿少水肿，舌苔多腻，脉滑数。查体双肺可闻及干湿啰音。

辨证要点：咳喘不能平卧，喉中痰鸣，咳嗽大量黏痰或涎液。

治法：祛痰利气化饮。

常用方：二陈汤（《太平惠民和剂局方》）合葶苈大枣泻肺汤（《金匮要略》）加减。半夏、陈皮、茯苓、甘草、葶苈子、瓜蒌、款冬花。加减：若痰黄者加黄芩、黄连、栀子、川贝；痰有腥味者加鱼腥草、金荞麦；痰白清稀，形寒肢冷者可合真武汤

（《伤寒论》）。

针灸：定喘、列缺、尺泽、合谷、膻中、中脘、丰隆、肾俞、太溪等穴，可用泻法。

临证参考：本证型多见于慢性心衰合并肺内感染患者或急性左心衰患者，最常见于肺心病心衰患者。外邪犯肺，肺失宣降，痰浊内蓄，或久病脾虚失运，聚湿生痰，上渍于肺，或肾阳虚衰，水无所主，上凌于肺。总之，痰与饮皆为有形之实邪，故治疗当急则治标，治痰治水。

2.肺肾气虚

临床表现：喘促，气不得续，动则益甚，汗多，心悸，形寒肢冷，或尿少水肿，舌质淡、苔薄或滑，脉沉弱。

辨证要点：喘促，气不得续，动则益甚。

治法：补肾纳气。

常用方：金匮肾气丸（《金匮要略》）合生脉饮（《内外伤辨惑论》）。制附子、桂枝、熟地黄、山萸肉、山药、茯苓、牡丹皮、泽泻、人参、麦冬、五味子。加减：若尿少水肿明显者，可加牛膝、车前子；若咳喘者，可加葶苈子、生龙骨、生牡蛎；若腹胀者，加厚朴、枳实。

针灸：肺俞、定喘、膏肓俞、太渊、足三里、肾俞、气海、太溪等穴，多用补法，并灸。

临证参考：此证型多见慢性心衰患者经过治疗，病情相对稳定，但心功能较差，动则喘促，甚则尿量减少，双下肢水肿。从其脉证分析，当属虚喘范畴，治从其肾，可酌用淫羊藿、胡桃肉、补骨脂、紫石英、沉香等温肾纳气，镇摄平喘之品。心肺肾气已亏极，血行多不畅，故本证多兼瘀，可酌加桃仁、红花、川芎、泽兰、丹参等以活血。另外，病情发展至此，多属顽疾，用药宜久，故可根据病情配制成丸散之剂服用。

（三）水肿

临床表现：尿少，水肿，从下而上，多与心悸、喘促并见，形寒肢冷，苔白滑，脉沉滑。

辨证要点：悸、喘、肿，形寒肢冷。

治法：温阳利水。

常用方：五苓散（《伤寒论》）合真武汤（《伤寒论》）。桂枝、制附子、茯苓、白术、泽泻、猪苓、白芍、干姜。加减：腹胀者，加冬瓜皮、大腹皮；水肿较甚，有胸腹水者，可加牵牛子或商陆以攻逐水邪。

针灸：腰以上肿取肺俞、三焦俞、列缺、合谷、阴陵泉，用泻法；腰以下肿取肾俞、脾俞、水分、复溜、足三里、三阴交,用补法。

临证参考:水肿的基本病机是阳气虚衰不能化水,故通阳利水是基本治法,用药宜动不宜静,宜走不宜守,宜辛温不宜阴柔。通阳利水之品首推桂枝,桂枝可宣通全身之阳气,常与茯苓配伍,代表方为五苓散(《伤寒论》)。健脾通阳应选苓桂术甘汤(《金匮要略》),白术不仅能健脾益气,还能化痰、燥湿、行水。如心衰因感受外邪而引发水肿者,应宣通肺卫以利水,选防己茯苓汤(《金匮要略》)。气虚明显而水肿者,可选春泽汤(《医方集结》)。血瘀水结者,可选桂枝茯苓丸(《金匮要略》)化瘀利水。利水药物常选利水而不伤阴之品,如茯苓、泽泻、芍药、白术等。如水邪上犯,凌于心肺者,当泻水逐饮,选葶苈大枣泻肺汤(《金匮要略》)或己椒苈黄丸(《金匮要略》),葶苈子可化痰、平喘、泻肺,防己有显著的利水作用,但近年实验研究发现防己对肾脏有毒性,故应慎用。"血不行则为水",无论气虚还是阳虚,瘀象伴随始终,化瘀可利水,常用药物如益母草、泽兰。

心衰长期应用利水药包括西药利尿剂,导致阴津枯竭,此时水肿与伤阴并见,水热互结,利尿剂已无效,滋阴有助水邪之弊,利水又恐伤阴,治疗当育阴清热利水,可用猪苓汤(《伤寒论》)。心衰后期,五脏功能均受损,水瘀互结,使三焦气机不畅,故配以行气之品,调畅三焦气机,行气以利水,可酌情加厚朴、枳壳等。

(四)多汗

临床表现:心衰患者自汗多见,在活动后如进食、排便等,大汗淋漓;也可见盗汗或冷汗。

辨证要点:汗自出或盗汗。

治法:调和营卫。

常用方:气虚自汗者,可加用玉屏风散(《丹溪心法》):黄芪、白术、防风;心阳虚者,可加用桂枝加附子汤(《伤寒论》):桂枝、附子、芍药、甘草、生姜、大枣;阴虚盗汗者,可加用当归六黄汤(《兰室秘藏》):当归、生地黄、熟地黄、黄芪、黄芩、黄连、黄柏。加减:自汗多者,可加用浮小麦、麻黄根;阳虚明显,大汗淋漓,汗出欲脱者,用大剂参附龙牡汤;阴虚明显者,可重用山萸肉,加五味子、五倍子、乌梅等以酸收。

临证参考:心衰患者汗多,乃由于心气阳虚,汗液不能自敛之故,或心阳暴脱,真津外泄所致。如出现额部冷汗如珠,四肢不温,多为脱证(心源性休克)先兆,应密切监测血压、脉搏变化。

(五)腹胀

临床表现:腹胀,食则加剧,按之较硬或按之柔软,大便干结或无。

辨证要点:腹胀,食则加剧。

治法:实则通利,虚则健运。

常用方:实证用己椒苈黄汤(《金匮要略》):防己、椒目、葶苈子、大黄。中满分消丸(《兰室秘藏》):厚朴、枳实、黄连、黄芩、知母、半夏、陈皮、茯苓、猪苓、泽泻、砂仁、干姜、姜黄、人参、白术、炙甘草。虚证者用甘草泻心汤(《伤寒论》):甘草、半夏、黄芩、干姜、黄连、大枣。

针灸:膻中、内关、气海、阳陵泉、足三里、太冲等穴,补泻兼施。

临证参考:心衰患者多伴腹胀,当辨虚实。实则多因于中焦气机不畅,痰饮、水湿、瘀血内阻,患者表现"心下痞坚",临诊多见肋下肝大或腹水等;虚则由于中阳不足,脾不健运,自觉腹胀大,但按之柔软,相当于虚痞证。故在治疗时不要一见腹胀,就用大量行气消导之品,以免破气耗气。

八、变证治疗

心衰患者常出现咯血变证,依其临床表现可见下列 3 种证型。

(一)心肾阳虚

症舌脉:咯稀血痰,心悸胸闷,咳喘,肢冷自汗,水肿,舌淡苔白、脉沉细或结代。

病机分析:由于心肾阳虚,阴阳不相为守,卫气虚散,阴血妄行,即"阳虚阴必走"。

治法:温通阳气,收敛止血。

常用方:桂枝甘草龙骨牡蛎汤(《伤寒论》)加白及、仙鹤草、白茅根。

组成:桂枝、甘草、龙骨、牡蛎、白及、白茅根、仙鹤草。

(二)阴虚火旺

症舌脉:咯血鲜红,心悸心烦不得眠,口干咽燥,头晕耳鸣,腰膝酸软,舌红少苔、脉细数。

病机分析:心衰日久,阳虚阴竭,阴虚于下,火亢于上,灼伤血络,故出现咯血。

治法:滋阴降火,凉血止血。

常用方:黄连阿胶汤(《伤寒论》)加侧柏叶、茜草、白茅根。

组成:黄连、阿胶、白芍、鸡子黄、侧柏叶、茜草、白茅根。

(三)瘀血阻络

症舌脉:咯血紫黯或血块,心悸气喘,胸闷胸痛,口干,两颧潮红,唇甲发绀,舌红、脉涩。

病机分析:心衰患者因虚致瘀,瘀血阻塞脉道,血流不通,溢于脉外,则引起咯血。

治法:活血降逆止血。

常用方:血府逐瘀汤(《医林改错》)加三七、花蕊石、藕节、旋覆花。

组成:生地黄、桃仁、红花、枳壳、赤芍、柴胡、川芎、桔梗、牛膝、甘草、三七、花蕊石、藕节、旋覆花。

九、疗效评定标准

(一)心功能疗效判定标准

按 NYHA 分级方法评定心功能疗效。

(1)显效:心功能基本控制或心功能提高 2 级以上者。

(2)有效:心功能提高 1 级,但不足 2 级者。

(3)无效:心功能提高不足 1 级者。

(4)恶化:心功能恶化 1 级或 1 级以上。

(二)心衰计分法疗效判定标准(Lee 计分系统)

(1)显效:治疗后积分减少≥75%者。

(2)有效:治疗后积分减少在 50%～75%之间者。

(3)无效:治疗后积分减少＜50%者。

(4)加重:疗前积分。

(三)中医证候疗效判定标准

疗前评分与疗后评分百分数折算法:(治疗前评分－治疗后评分)/治疗前评分×100%。

(1)显效:主次症基本或完全消失,证候积分为 0 或减少≥70%。

(2)有效:治疗后证候积分减少≥30%。

(3)无效:治疗后证候积分减少不足 30%

(4)加重:治疗后积分超过治疗前的积分。

十、护理与调摄

心衰为各种心脏疾病严重阶段的危重证候,严重危害患者的生活质量和生命安全,做好护理工作可提高临床疗效,降低病死率。

室内空气要新鲜,及时通风,注意保暖,预防感冒。心衰患者正气皆虚,正不胜邪,外邪易乘虚而入,犯于心肺,加重心衰。感染是诱发心衰的常见原因,所以慢性心衰患者无论何种感染,均需早期治疗。有些体弱患者感染时症状不典型,体温不一定很高,仅表现为食欲缺乏、倦怠等,应密切观察病情变化,预防心衰发生。体弱易感之人平素可配合玉屏风散口服。冬春季节是流感高发季节,患者可口服板蓝根冲剂预防感冒。

慢性心衰患者常年卧床,易产生"累赘"感,对生活信心不足,同时又惧怕死亡。因此,医师及家属应多关心体贴,生活上给予必要的帮助,使患者保持良好的情绪。故做好情志护理,多与患者交谈、沟通,使患者摆脱焦虑、烦躁等不良情绪,坚定治病信心。患者自己也应保持平和的心态,不自寻烦恼。各种活动要量力而行,既不逞强,也不过分依赖别人。对自己的疾病不能忽视,也不要过分关注,因为过分紧张往往更易诱发急性心衰。

对心衰较轻者应嘱其适当休息,合理休息是减轻心脏负担的重要方法,可使机体耗氧明显减少,使肾供血增加,有利于水肿的减退。除午睡外,下午宜增加数小时卧床休息。急性期和重症心衰时应卧床休息,待心功能好转后应下床做一些散步、气功、打太极拳等活动,但要掌握活动量,当出现脉搏大于110次/分,或比休息时加快20次/分,有心慌、气急、心绞痛发作或异搏感时,应停止活动并休息。

合理饮食在心功能不全的康复中占重要地位,其原则为低钠、低热量、清淡易消化,足量维生素、碳水化合物、无机盐,适量脂肪,禁烟、酒。还应少食多餐,因饱餐可诱发或加重心衰。《内经》记载:"五谷为养,五果为助,五畜为益,五菜为充,气味合而服之。"心衰患者要少量多餐,食易消化的食物,如流质、半流质或软饭。应限制食盐,每天在 3 g 以内为宜,限制水分的摄入,多吃含钾高的水果蔬菜,如苹果、香蕉、橙、橘子、枣、荸荠、玉米须、鱼腥草、马齿苋、干蘑菇、菠菜、苋菜、山楂等,以保护心肌,减轻心脏负荷。心衰患者食物要多样化,营养要均衡,合理搭配谷、菜、果、肉。偏于气虚者,常食山药等健脾益气,如有轻微水肿,可配合莲子、大枣、百合、茯苓等健脾利水。气阴两虚者,常食银耳、太子参、百合、玉竹等。脾肾阳虚,水湿内停者,常食冬瓜、赤小豆、玉米须,健脾益肾,利水祛湿。阳虚明显者,可常食枸杞子、人参等。心衰患者避免吃坚硬生冷、油炸、油腻及刺激性食物,少食或不食容易产生胀气的食物如土豆、南瓜、红薯、豆类及豆制品、含糖糯米食品与其他甜食、啤酒、汽水等。

合理用药。应严格按医嘱用药,切忌自作主张更改或停用药物,以免发生严重后果。并应熟悉常用药的毒副作用,这样有利于不良反应的早发现、早就医、早处理。在服药期间及时反馈症状变化情况,也有利于医师调整用药。如患有高血压、糖尿病的患者,一定坚持原发疾病的治疗,如控制血糖、控制血压等。

慢性心衰患者常被迫采取右侧卧位,所以应加强右侧骨隆突处皮肤的护理,预防褥疮。可为患者定时按摩、翻身,护理动作应轻柔,防止皮肤擦伤。对水肿严重者的皮肤更应加强保护。

定期复查。应定期抽血复查地高辛浓度和血钾、钠、镁及尿素氮、肌酐等。并定期复查心电图,心功能测定可每 3 个月检查 1 次。检查体重及水肿情况,并根据病情由医师决定是否需要调整药物。心衰患者还应学会自我监测,以便对出现的各种症状和所用药物的毒副作用及时发现,如出现气短、乏力、夜间憋醒、咳嗽加重、泡沫状痰、倦怠、嗜睡、烦躁等,可能为心衰的不典型表现,应及时就医。

注意输液速度。补液过多过快,可加重心脏负荷而加重心衰,而过少或过慢输液则可导致血容量不足,诱发休克。

密切观察病情。昏迷者,应建立特护记录,及时准确地观察和记录病情变化。注意心率、心律、呼吸、血压、脉搏变化,做好心电监护及心电图描记,注意有汗无汗、汗液性质及多少,注意四肢温度及体温变化,保持呼吸道通畅,若发现昏迷、呕血时,及时报告医师。对于呼吸困难及发绀者,应给予间断低流量吸氧。

十一、预后与转归

心衰各证候之间可以相互转化,气虚可发展为阳虚或兼阴虚,气阴两虚可加重而转为阴阳俱损或阳衰气脱证。本虚标实常兼见,如气虚血瘀或阳虚水泛。受损脏腑少,相对病情较轻,否则多脏受损,则病情较重。标实(水、瘀、痰)证少,病情相对较轻。

心衰若治疗不当,可转为脱证,甚者导致死亡,预后不良。

十二、古训今释

(一)病名溯源

《内经》虽没有心衰的病名,但有关心力衰竭时不同阶段的症状表现已有所论述。如《素问·平人气象论》曰:"颈脉动,喘疾咳,曰水……足胫肿曰水。"最早提出了与心衰有关的临床表现,并名之为"水"。汉代张仲景在《金匮要略·水气病脉证并治》中明确提出"心水"之名,症见身体乏力而沉重,下肢水肿,气短,不足以息,甚则喘不得卧,心烦躁扰不安,肝大等一系列表现,在《内经》的基础上进一步认识到,其心衰是由水气客于心所致。在后世的论述中,多见有心悸、怔忡、心劳、心胀的描述,如宋代陈言在《三因极一病证方论·心小肠经虚实寒热证治》说:"心气郁结,怔悸,噎闷,四肢水肿,上气,喘急。"此怔悸也即怔忡。罗芷园《芷园医话·怔忡》曰:"此症原因,不外心脏衰弱……治不得法,多取死亡之转归。"明确指出怔忡是由心脏功能衰竭所致,若治疗不当,可导致死亡之危重疾病。清代何梦瑶在《医碥·悸》又说:"悸者,心筑筑之惕惕然,动而不安也。俗名心跳……一由于停饮,水停心下,心火为水所逼,不能下达而上浮,故动而不安也。必有气喘之证。肾水上浮凌心,义亦如之。"又根据其症状表现,命之为"心气虚""心气不足"。可见历代对于心水、心悸、怔忡、心劳、心胀等的描述与现代心衰的症状类似。

关于"心衰"一词首见于唐代,唐代孙思邈在《备急千金要方·心脏门》中首次提出"心衰"一词,曰"心衰则伏",之后,《圣济总录·心脏门》提出"心衰则健忘",《医述·脏腑》中有"心主脉,爪甲色不华,则心衰矣"的论述。《医方辨难大成》还说:"人身主宰者心……心之气尤贵充足……人身运用者心,心之血固贵滋荣……否则,心先受病……即如怔忡之证……而心系悬悬者,即心脏之衰败也。"诸家所提到的"心衰"与今日之心衰是否同病?首先来解读孙思邈所说的"伏"之义,黄蕴兮《脉确》认为:"阴盛阳衰,四肢厥逆,六脉俱伏。"朱栋隆《四海回春》认为:"心脉无力之中,又带迟伏之脉,是心脉不足而又寒矣,即断以怔忡。"《金匮要略·水气病脉证并治》说:"热止相搏,名曰伏;沉伏相搏名曰水。沉则脉络虚,伏则小便难,虚难相搏,水走皮肤,即为水矣。"是指热留于内,与水相搏,阳气不化而小便难少,出现水肿。可见"伏",一是指心阳虚衰、阴寒内盛所致;二是热水相搏出现水肿,均符合心衰之心阳虚损,鼓动无力,四肢失于温煦,小便难之表现。古人亦认为"伏"是怔忡之候、健忘之义,《圣济总录·健忘》:"健忘之本,本于心衰,血气衰少。"陈文治《诸证提纲》指出:"怔忡日久则生健忘。"皇甫中《明医指掌·惊悸怔忡健忘证》曰怔忡"日久不已,精神短少,心气空虚,神不清而生痰,痴迷心窍,则遇事多忘。……名曰健忘",符合心脏病日久不愈,心功能逐渐衰退而发展为心衰的病理转化过程;爪甲不华为心衰患者之爪甲青黯、发绀之表现,是从"心脏外证"之所见,论述心脏之衰。

以上所述对心衰症状的描述,与西医学所述心衰表现类似,但并非所有古人有关心衰的论述都等同于西医学所说的心力衰竭,如《圣济总录·心脏门》提出"心衰则健忘,不足则胸腹胁下与腰背引痛,少颜色,舌本强",并非心衰特征性改变,其他疾病如中风等内科疾病均可见到上述症状,故阅读古书时要仔细辨别。

（二）医论撮要

1.证候

"心衰"的主症为"怔忡"，如《素问·至真要大论》曰："心澹澹大动，胸胁胃脘不安……病本于心。"《灵枢·经脉》进一步描写为"心惕惕如人将捕之"。上述表现，古医家称之为"怔忡"，为心悸之严重者，即在无惊恐、过劳等诱因的情况下，自觉心中跳动不安，作无休止，程度严重。怔忡是患者的自觉症状，从外在表现上可见左乳下搏动应衣，如《素问·平人气象论》曰："胃之大络，名曰虚里，贯膈络肺，出于左乳下，其动应手，脉宗气也。盛喘数绝者，则病在中，结而横，有积矣；绝不至曰死。乳之下，其动应衣，宗气泄也。"虚里在左乳下乳根穴处，为心尖搏动之处，其跳动轻者可以应手，为气血循行如常之证，其跳动剧甚，疾数并伴有中断而应衣者，是气血运行失常，精气外泄之表现，也为怔忡之外在表现。

心衰患者除怔忡外，还可见身重水肿，少气不足以息，甚则喘促不能平卧，右胁下癥块等。如《素问·水热穴论》说："水病下为胕肿大腹，上为喘呼不得卧。"巢元方在《诸病源候论·水病诸候·二十四水候》中说："夫水之病……令遍体肿满，喘息上气……目裹水肿，颈脉急动……小便不通。"这些症状描述与心衰时出现的喘不得卧，尿少，水肿相同。《金匮要略·水气病脉证并治》中"心下坚，大如盘，边如旋杯"之描述极符合今之心衰引起肝脏淤血肿大。另外，宋《太平圣惠方·治风惊悸诸方》中又补充"心气不足，惊悸汗出，烦闷……咽喉痛，口唇黑"，与现代口唇发绀之体征相符。从上述诸医家的论述可确认：心衰虽以心悸气短为主症，还伴有尿少水肿，喘促不能平卧，口唇发绀，颈脉动，虚里搏动应衣，触及疾数或有不齐，足胫肿，严重者可见腹水，或见烦躁多汗。结合病名的论述，还可伴有咽干、善噫等症。

心衰的脉象变化也各不相同，有"参伍不调者"（《素问·三部九候论》），有"乍数乍疏"者（《灵枢·根结》）。《素问·平人气象论》说："人一呼脉一动，一吸脉一动，曰少气，人一呼脉三动，一吸脉三动而躁，……人一呼脉四动以上曰死，脉绝不至曰死，乍疏乍数曰死。"我们发现心力衰竭患者不但可出现窦性心动过速，还可见各种心律失常，如各种期前收缩，房室或室内传导阻滞等，与上述脉象描述极其吻合。

2.病因

（1）邪痹心脉论：反复外感六淫及温热邪毒，循经入心，寒则伤阳，热则耗散，心气受伤，久伤不复则损，久损不复则衰。《素问·痹论》说："风寒湿三气杂至，合而为痹……脉痹不已，复感于邪，内舍于心。"在六淫中，古人更重视寒邪伤人对心病发生的重要作用,《素问·举痛论》中"寒气客于冲脉,冲脉起于关元,随腹直上,寒气客则脉不通,脉不通则气因之,故喘动应手矣",为感受外邪,损于心脉而引起心悸、喘促等心衰表现。

(2)情志内伤论:猝受惊恐,或思虑过度,所愿不遂可引发惊悸、怔忡,心气不足,心神涣散,继而发展为心衰。明代虞抟在《医学正传·怔忡惊悸健忘证》中说:"夫怔忡惊悸之候,或因怒气伤肝,或因惊气入胆……又或遇事繁冗,思想无穷,则心君亦为之不宁,故神明不安而怔忡悸之证作矣。"在惊恐、忧思的基础上,又提出恼怒可使心君不宁而发为怔忡。

(3)水饮凌心论:心主火,主血脉,血液在脉道内正常循行,必赖于心阳之温煦与鼓动。水火相克,水饮上凌于心,必损心之阳气,上凌于肺,则肺失宣降,故见怔忡、喘促、水肿等。正如《素问·逆调论》说:"夫不得卧,卧则喘者,是水气之客也。"《金匮要略·水气病脉证并治》认为"水在心""水停心下"可出现"心下坚筑、短气、恶心不欲饮"及暴喘满……甚者则悸,微则短气等心衰之证候,并由此而提出"心水"之名。后世医家有"心有水气""水气乘心"等相同的论述。

(4)虚损论:衰即虚损衰竭之意。心衰为久患心系疾病,渐积而成。在疾病的慢性演变过程中,必损及正气,心气虚则心动无力,久则心力内乏,乏久必竭。故心衰初期,多见心气不足,如《金匮要略·惊悸吐衄下血胸满瘀血病脉证治》说:"寸口脉动而弱,动即为惊,弱则为悸。"《中藏经·虚实大要论》《脉经》中有相同记载,《诸病源候论·五脏六腑病诸候·心病候》中又说:"心气不足则胸腹大,胁下与腰背相引痛,惊悸恍惚,少颜色,舌本强,善忧悲,是为心气之虚也。"《圣济总录·心脏门》也云:"心虚之状,气血衰少,面黄烦热,多恐悸不乐,心腹痛,难以言,时出清涎,心膈胀满,梦寐不宁,精神恍惚,皆手少阴经虚寒所致。"从上述条文可见,古人认为心气虚是心衰发生的原因之一。

综上,引起心衰的病因较多,且错综复杂,感受外邪可致正虚,正虚之人易感外邪;情志不遂使气机不畅,日久亦伤正气,或产生水饮、痰浊、血瘀等病理产物;劳倦过度,损及正气及病后失治、误治等均可单独或合并为病。

3.病机学说

(1)心脉痹阻学说:心主血脉,不论何种病因损及于心,使心不能主持脉道,运血而行,必使心之用受损,心之体受伤,体用俱损,则必见衰竭之象。如《医学衷中参西录·医论》在"论心病治法"条中说:"有非心机亢进而若心机亢进者,怔之证是也。心之本体,原长发动以运行血脉,然无病之人初不觉其动也,惟患怔忡者则时觉心中跳动不安。……此其脉象多微细,或脉搏兼数……有因心体肿胀,或有瘀滞,其心房之门户变为窄小,血之出入致有激荡之力。而心遂因之觉动者。此似心机亢进而亦非心机亢进也。其脉恒为涩象,或更兼迟。"此所论怔忡者,心跳动剧烈似心机亢进,而实则脉微细或迟,为气(阳)阴亏损之虚证,并在本虚的基础上出现"瘀滞"之病理,"脉涩曰痹"(《素问·平人气象论》),从其所见脉象也为心脉痹阻。且心衰者多伴水肿,汪昂《医方集解》说:"水肿有痰阻、食积、血瘀。何以证明心衰为血脉被阻?"王焘《外台秘要·脉极论》曰:"手少阴气绝则脉不通。手少阴者,心脉也,心者,脉之合也,脉不通则血不流,血不流则发色不泽,故面黑如漆紫,则血脉先死。"从中医理论已知,"气"可代表脏腑之功能,绝为衰也。可见"手少阴气绝"即心功能衰竭,其临床见面黑唇黯,为血流不畅之"瘀"象。

(2)阳虚水泛学说:古人认为心衰的病变过程与"水"有关,由"水气乘心"所致。而水之来源,多因阳气亏虚。张介宾在《景岳全书·杂证谟·肿胀》说:"若病在水分则多为阴证,何也? 盖水之与气,虽为同类,但阳旺则气化而水即为精,阳衰则气不化,而精即为水。故凡水病者,水即身中之血气,但其为邪为正,总在化与不化耳。水不能化,因气之虚,岂非阴中无阳乎? 此水肿之病,所以多属阳虚也。……而气竭于上,所以下为肿满,上为喘急,标本俱病,危斯极矣。"水为阴邪,赖气以动,阳气虚损,气化不健,气血不归正化而为水,水气上凌心肺则怔忡、喘急,渗于肌肤则肿满。故见本虚(气阳虚)、标实(水饮内犯外溢)之危证。故成无己《伤寒明理论》说:"心悸之由,不越二种:一者,气虚也;两者,停饮也。"

(3)脏腑失常学说:心衰是心系疾病后期,心之体用损伤严重时所表现的证候群。因"心为一身之主",在心病演变过程中,必累及于他脏,或他脏病变也可累及于心。如陈士铎《辨证玉函·上症下症辨·怔忡》说:"怔忡之症,本是心气之虚,如何分为上下? ……肺脉属于心之上,肺气有养则清肃之令下行,足以制肝木之旺,肝木不敢下克脾土,脾土得令,自能运化以分津液而上输于心,而后心君安静无为,何致有怔忡不定之病耶? 此所谓上症之源流也。因肺金失令,则肝木寡畏,以克脾土,脾土为肝所制,事肝木之不暇,又安能上奉于心乎? 心无脾土之输,而木又旺,自己尊大,不顾心君之子。此心所以摇摇糜定而怔忡之症起矣。但怔忡之病,何以知之,其症必兼咳嗽,而饮食能食而不能消者是也。……其下病奈何? 其症吐痰如清水,饮食知味而苦不能多,……此病乃肾水耗竭,不能输于肝木,而肝木自顾不遑,又安能上养于心乎? 心血既耗,又安能下通于肾? 心肾交困,怔忡时生不止。"由此可见,心衰的病变过程中,除心气内乏外,肺、脾、肝、肾均随之受累。王叔和《脉经·手少阴经病证》曰:"病先发于心者。……一日之肺,喘咳,三日之肝,胁痛之满,五日之脾,闭塞不通,身痛体重。三日不已,死。"肺气失宣,郁闭不畅,津液不布,水道不通,则咳喘,甚则喘急,咳痰,尿少水肿;脾气受损,气机呆滞,运化失常,则食而不消,痰如清水;肝气不疏,藏血而不泄,故胁胀痛,胁下癥块;肾司开阖,主司二便,肾阳不足,蒸化无力,水津不化而为饮,水饮上凌于心则加重心衰,水湿泛于肌肤则水肿,水湿内停则少尿。

十三、现代研究

(一)病证名称与定义

近代医家已经提出心衰的病名,对此病的治疗报道也颇多,但多以西医病名论之,如检索近十年中医关于本病的报道多以西医"充血性心力衰竭""慢性心衰"等病名,另外也有人将此病分散于中医的"心悸""怔忡""喘证""水肿"等病证中论述。从最早张伯臾主编的《中医内科学》到目前几经改版的国家规范化教材都没有将心衰作为独立疾病来讲述,只是根据其症状表现散见于心悸病的水饮凌心候、喘病的喘脱候、水肿病的脾肾阳虚候等。在中国中医研究院广安门医院主编的《中医诊疗常规》一书中提出"心水"之名,认为心水是指心病而引起的水肿,但与肺脾肾关系密切,这是近代对心衰给予明确病名的书,但并没有得到公认。国家中医药管理局医政司胸痹急症协作组 1992 年在厦门召开的全国胸痹病(冠心病)学术研讨会上,提出"胸痹心水"之名,相当于冠心病心力衰竭,但此病名仅局限于冠心病心衰,不能囊括所有心脏病的心衰,因此未得以推广。最近有人将心衰的中医病名概之为"悸·喘·水肿联证",这种提法虽有一定见解,但也未得到推广。有学者在《悬壶漫录》中提出心衰病名,认为"本病是临床常见、多发之疾,又是危及生命之患。其临床表现为:急者昏厥,气急,不能平卧,呈坐状,面色苍白,汗出如雨,口唇青黑,阵咳,咯出粉色血沫痰,脉多疾数。慢者短气不足以息,夜间尤甚,不能平卧,胸中如塞,口唇爪甲青紫,烦躁,下肢水肿。"这是近代首见冠以"心衰"之名的著作,且对其症状的描述与西医的心力衰竭完全吻合。

(二)病因病机研究

综合各家对心衰的认识,有学者强调心衰的主要病因是内虚。主要分为心气心阳虚衰,不能运血;肺气虚衰,不能通调水道;脾虚失运,水湿内停;肾阳虚衰,膀胱气化不利等。反复发病,则形成本虚标实,产生痰、瘀、水等病理产物,故心衰的病机可用"虚、瘀、水"三者来概括。有学者认为心衰之本为心肾阳虚,而血瘀水停等则是在虚的基础上产生的病理结果,尽管心衰有左右之别,症状有喘憋、水肿之异,而其基本病机则是一致的,即虚、瘀、水,三者互为因果,由虚致实,虚实夹杂,致使虚者更虚,实者更实,形成了心衰逐渐加重的病理链,而心肾阳气亏虚是心衰各个阶段的基本病机。

有的医家从整体观出发,认为诸脏相互联系、相互影响而致心衰。有学者认为心衰发病机制以脏腑功能失调,心、肺、脾、肾阳气不足为主要病机,脏腑失调是心衰的病因,又是机体多种病变的结果。从本病的临床发展过程看,属病久沉痼,耗伤阳气,为本虚标实之疾。有学者认为心衰病位在心,但不局限于心。五脏是一个相互关联的整体,在心衰发生发展过程中,肺、脾、肾、肝都起着一定的作用,将心孤立起来就不可能正确地认识心衰的病因病机。

还有的医家认为本病发生不但阳虚,而且存在阴虚。有学者认为本病发生不单气虚阳虚,临床亦有阴血不足,不能荣养心脉,而致心功能减退者。由于慢性心功能不全多日久难愈,常存在阳损及阴,即使临床没有明显的阴虚症状,也可存在阳损及阴的潜在病机,且在病理发展过程中,因心气不能主血脉,多有瘀血滞脉、瘀血不利化水的病理改变。

总之,心衰是一本虚标实之疾,虚不外气血阴阳亏虚,大多数医家认为以心肾阳虚为主,其病变脏腑始于心及于五脏,其病理产物不外瘀、饮、痰、水。

(三)证候学与辨证规律研究

1.证候学研究

在《中医急诊医学》一书中,陈佑帮、王永炎认为心力衰竭是五脏亏虚,本虚标实之证。心悸是心衰最常见和最早出现的临床表现。心衰之喘,咳嗽短气,动则尤甚,重则喘逆倚息不得卧,呼吸短促难续,深吸为快,咯吐稀白泡沫痰,甚则粉红泡沫样痰,脉沉细或结代。心衰起病缓慢,反复出现,肿势自下而上,常兼咳喘、心悸、气短、腹胀、纳呆、乏力、肢冷。心衰患者开始以心悸为主,而后期则心悸、喘息、水肿并见。

有学者认为心衰的临床表现应有急、慢之分。急者见昏厥、气急、不能平卧,呈坐状,面色苍白,汗出如雨,口唇青黑,阵咳,咯出粉红色血沫痰,脉多疾数。慢者短气不足以息,夜尤甚,不能平卧,胸中如塞,口唇爪甲青紫,烦躁,下肢水肿。

有学者对其临床症状的观察颇为详细。柯氏认为,心衰的水肿来势比较缓慢,患者长期有轻度水肿,其水肿大多起于足跗,渐及身半以上,或早上面肿,下午足肿,卧床者主要肿于腰骶部,水肿处按之凹陷而不起。心衰的气喘有 3 个临床特点:平卧时无病,劳则甚;呼气吸气都感不足,声低息短,若气欲断,慌张气怯;一般情况下,咳嗽不多,痰吐甚少。柯氏除对上述三个症状进行详细描述外,还对其他症状、体征进行了辨析。如口唇发绀是心衰常见征象,原来发绀不明显,突然加重是病危重征象,而肺心病患者发绀较多,面色苍白者病情较重。风心病二尖瓣病变患者多见面颧殷红,病情加重时红色加深,切勿误认为是病情好转。危重患者临终前面红如妆,额汗如油,并非心衰所独有,但心衰出现这种现象,如及早治疗,尚有转机。心衰患者有腹部痞块,乃气滞血瘀表现。如出现指趾欠温是阳气虚衰的征象,如出现四肢冷,则阳虚较严重,如四肢逆冷过腕,达膝则更为严重。头眩与心悸并见,提示心功能欠佳。如出现恶心呕吐,可能是阳气严重虚衰,中焦阳气无力运转,阳不制阴,阴邪上逆所致,或为水饮、瘀血严重阻滞,中焦气机阻塞不通,属危重之象。出现烦躁,可能是真阳衰败、阴邪内盛、虚阳浮越的表现,是十分危重的证候。

心衰的舌脉变化多变,以柯雪帆观察最为细致。有学者认为心衰舌多胖大或有齿痕,瘦小者少见,反映心衰多有水气停留,气虚阳衰;舌面大多润滑,亦水气停留之象;如兼热象或损伤津液者,可见舌面干燥,但这并不否定其气虚阳衰的存在;舌多紫黯,大多偏淡,这是阳气虚衰,血行瘀阻的表现,如兼有热象可以出现紫红舌。舌苔一般为薄白苔,兼有痰饮者多为白腻苔,肺有痰热者,多见黄腻苔或灰黄腻苔,痰湿重者可见灰腻苔。心衰已控制而痰湿、痰热依然存在者,其腻苔仍不能化。对于心衰的脉象,有微细沉浮几乎不能按得的,有弦搏长大按之弹指的;有脉来迟缓,甚至一息不足三至的;有脉来数疾,几乎难以计数,心衰出现脉律不齐者颇多,促、结、代均可出现,更有乍疏乍数、乍大乍小,三五不调者亦颇多见。心衰的脉象与其原发心脏病关系密切。如高血压性心脏病多见弦脉、弦紧脉;肺心病多见弦滑而数的脉象;风心病二尖瓣狭窄者多见微细脉;主动脉瓣闭锁不全者脉象多见来盛去衰;冠心病大多弦而重按无力。另外,柯氏对心衰的脉象细致观察研究后认为还有一些怪脉,如"釜沸""弹石""偃刀""解索""麻促""鱼翔""虾游""雀啄"脉等,心衰如见到人迎脉明显盛大,而寸口脉却很细弱,两者差别较大甚至 4 倍以上者,多为危重病证。有学者认为心衰而感邪之脉象应见浮象,而阴竭阳绝危证之舌脉表现为舌绛而萎,脉微欲绝,或散涩,或浮大无根。有学者认为心衰的脉象最常见的有四类:①脉象微细而沉,非重取不能按得;②脉象虚弱;③脉象弦搏且虚大弹指;④脉象迟、数、结、代,乍疏乍数,乍大乍小,除此以外还可见到"屋漏""雀啄""虾游"等绝脉;李氏还根据脉象判断预后,脉象由数转为缓和,是病好转的标志,若虚大、弦长、弹指重按则无,此乃胃根动摇,胃气将绝之兆,治之较难,数极而人迎盛大者为难治之象。

2.辨证规律研究

目前中医对心衰的辨证分型还没有统一的标准,2002年当时的卫生部编辑出版的《中药新药临床研究指导原则》一书中,将心力衰竭分为5个证型:①心气阴虚证;②心肾阳虚证;③气虚血瘀证;④阳虚水泛证;⑤心阳虚脱证。

总结近10年医家对心衰的临床辨证分型发现大致分为心气不足、心阳亏虚、心肺气虚、肾不纳气、心肾阳虚、脾肾阳虚、心阴虚损、气阴两虚、气虚血瘀、痰饮阻肺、心肝瘀血、阳气虚脱、阴阳俱衰等,对上述分型进行归纳,以心肾阳虚、脾肾阳虚、阳虚水泛、气滞血瘀、阴竭阳脱为最常见。其共同点是以脏腑辨证为中心,参以八纲及气血津液辨证。如在八纲辨证中,强调表证可加重里证(心衰),心衰过程是因虚致实,实又可致更虚的恶性循环,强调阳虚为主,日久可致阴阳两虚。在气血津液辨证中,因心肾气(阳)虚,可致水液代谢及血行失常,从而痰饮、瘀血由生。各医家辨证虽各有不同,各有侧重,但总不离乎脏腑及气血津液两个方面。

(四)治则治法研究

1.治则

心衰是急、重、危之疾,对其病理变化,诸家皆趋向于"本虚标实",故治疗应"急则治标,缓则治本",这一治疗法则得到大家的共识。有学者本着《难经·十四难》所说"损其心者,调其营卫"的原则,认为"心衰急者,先治其标,缓者,治其本。所谓治其标者,即是调其营卫,祛邪为务,故先用辅而治之,以善呼吸之能,使清气能入,浊气能出,以利于心"。

2.治法

因本病是以气虚、阳虚、血瘀、水停为主要病机,故基本治法可概括为益气、温阳、化瘀、利水几个方面。

(1)益气活血法:益气活血法是目前治疗心衰最常用的治法。益气法可增强心肌收缩力,改善心脏泵功能,活血可改善血液流变学状态,从而降低前负荷,两者配合使用,具有协同改善心功能的作用,这一点不仅符合中医基础理论,而且经实验研究证实。在益气药中首推人参、黄芪。

(2)温阳利水法:温阳法是治疗心衰的常用法,诸多医家在温阳益气的基础上临证变能。赵锡武治心衰,心肾阳虚、痰湿阻滞者,用温阳利水、蠲饮化湿之法;心肾阳衰、肺气失宜者,用温阳纳气、清肺定喘之法;阳虚水逆、上凌心肺、肺气不宜者,治以温阳行气、养心宣肺之法。在温阳利水法治疗心衰的临床报道中,多以真武汤为主方加减治疗,常以附子、桂枝、干姜为主药。

(3)益气养阴法:有学者在治疗充血性心力衰竭时,认为患者在临床上常表现为阳气虚衰,一方面阳虚可导致阴虚,另一方面长期使用利尿药物可导致阴虚,表现少气、干咳、心烦、舌红少津等,故治疗心衰时每辅以滋阴之味。有学者认为治疗心衰重点必须调补心脾之气血阴阳,温心阳和养心阴为治疗心衰的基本原则。益气养阴主要以生脉散为主方加减。

(4)泻肺逐水法:主要用于肺水肿较重的患者,为急则治标的方法。常用药物有葶苈子、桑白皮、汉防己。此类药物大多药效峻猛,常与其他法合用,较少单独使用,对体弱者慎用。

因心衰的病理变化是一个复杂的过程,故治疗并非单守于一法,往往根据不同时期不同的病理变化选用不同的治法。

(五)辨证用药研究

1.辨证论治

根据近年发表的临床资料分析,在辨证治疗心衰的中药使用上,大多以经方为主加减,心肺气虚则多以保元汤为主,气阴两虚者多以生脉散、炙甘草汤为主,阳虚水泛者多以五苓散、真武汤、苓桂术甘汤加减,气虚血瘀者多选用补阳还五汤,水饮犯心肺者多以葶苈大枣泻肺汤为主。

2.病证结合

有学者对于心衰的治疗强调必须病证结合,灵活变通,根据心衰的不同病因适当调整治疗方案。如冠心病心衰多见气虚夹痰,痰瘀互结者可用温胆汤加人参、白术、豨莶草、田三七等;若属阴虚则用温胆汤合生脉散加减。风湿性心脏病者多有风寒湿邪伏留,反复发作特点,宜在原方基础上多加威灵仙、桑寄生、豨莶草、防己、鸡血藤、桃仁、红花。肺源性心脏病者可配合三子养亲汤、猴枣散以及海浮石等。高血压心脏病者则配合平肝潜阳之法,常用药物有决明子、石决明、代赭石、龟甲、牡蛎、钩藤、牛膝等。原有糖尿病或甲亢者以生脉散加味。

有学者认为风湿性心脏病心衰,多伴房颤,容易出现不同部位的栓塞表现,治疗上要加用活血化瘀之品以防止血栓形成,有风湿活动时还要加用祛风胜湿、宣痹止痛之剂;肺源性心脏病心衰,多伴呼吸衰竭,而低氧血症所致的口唇发绀、颜面晦暗等症属瘀血范畴,因此临证时要痰瘀同治,同时肺心病心衰多以肺部感染为诱因,故酌情应用清热解毒药物,另外肺心病心衰水肿的患者不能过度应用利尿剂,以免使痰液黏稠难以咯出,多选用利水不伤阴之品,如猪苓、茯苓、泽泻、冬瓜皮、车前子、葶苈子等;冠心病心衰多伴有高脂血症,临证当加用具有降脂作用的药物,如山楂、葛根、泽泻、决明子、首乌、枸杞子、丹参、三七等。

3.中成药研究

目前很多医家根据多年临床经验,创立了很多有效的治疗心衰的方剂,且取得了较好疗效。

还有许多医家研制出各种剂型成药治疗慢性心衰,相对汤剂服用更方便,适合慢性心衰患者长期服用。有学者研制的暖心胶囊治疗气虚血瘀型心衰(由人参、附子、薏苡仁、茯苓、法半夏、橘红、三七组成)。有学者采用温肾益心丹(由真武汤加红参、丹参组成)治疗慢性心衰。有学者根据心衰的发病特点,研制了强心冲剂(由西洋参、桂枝、丹参、汉防己、葶苈子、益母草、枳壳组成)治疗慢性心衰。有学者应用强心复脉丸(由人参、附子、黄芪、当归、川芎、丹参、五味子等组成)治疗慢性心衰。有学者应用强心胶囊(由黄芪、附片、生晒参、桂枝、血竭、益母草、三七、泽兰、桑白皮、葶苈子、五加皮、关木通、车前子、枳实组成)治疗慢性心衰。上述临床研究报道均采用随机对照观察方法,其科学性较强,可信度较高。

目前有许多治疗心衰的中成药被推向了市场,且疗效肯定,尤其是在改善心功能,提高生活质量方面,优于西药治疗。如补益强心片、强心力胶囊、心宝丸等。另外,用于纠正心功能常用的注射剂有黄芪注射液、生脉注射液、参附注射液、川芎嗪注射液等。

(六)康复

慢性心衰是一种以运动能力下降、疲劳和劳力性呼吸困难为特点的综合征,以往运动训练是心衰患者的绝对禁忌证,强调心衰患者需要限制体力活动、严格卧床休息,然而长期安静休息可引起骨骼肌萎缩、运动耐力下降甚至静脉血栓形成,导致发生肺栓塞等严重并发病。近年来,对运动训练在心衰康复中的作用有了新的认识,有许多试验研究确定了运动训练的临床效果和安全性,认为运动训练是心衰综合治疗方案的一部分。运动训练早已成为心肌梗死、冠脉搭桥和心脏移植患者恢复的常规程序,目前应用于心衰患者,也取得一定效果。研究报道运动训练通过改善内皮功能和骨骼肌的生物化学和组织特征而减轻临床症状、降低心功能分级、提高运动贮量、降低再住院率,而无明显不利影响。虽然运动训练不降低心衰患者的发病率和病死率,但对于经选择的患者进行运动训练是有益的,许多试验的结果均显示了运动训练在心力衰竭患者康复中的积极作用。有学者报道对慢性心衰患者在常规药物治疗基础上实行综合康复治疗,心肺功能明显改善,步行距离延长,心肌耗氧量降低,同时减低外周血管阻力,增加骨骼肌的血流量及周围血管摄氧能力,有效地改善了运动能力,减轻了慢性心衰患者疲劳和呼吸困难的感觉,也调节焦虑、抑郁情绪,提高生存率。另外,也有研究发现,心衰患者运动后炎性细胞因子和氧化应激显著高于正常人,有学者研究证明心衰患者血浆可溶性黏附分子水平较正常升高,6分钟步行运动试验升高心衰患者血浆sICAM-1、sVCAM-1水平,接近日常生活活动强度的运动训练可降低两者水平。

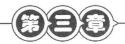

肺系病证

第一节 肺 胀

肺胀是指以胸部膨满,憋闷如塞,喘息气促,咳嗽痰多,烦躁,心慌等为主要临床表现的一种病证。日久可见面色晦暗,唇甲发绀,脘腹胀满,肢体浮肿。其病程缠绵,时轻时重,经久难愈,重者可出现神昏、出血、喘脱等危重证候。多种慢性肺系疾病反复发作,迁延不愈,导致肺气胀满,不能敛降。

现代医学的慢性阻塞性肺部疾病,常见如慢性支气管炎、支气管哮喘、支气管扩张、重度陈旧性肺结核等合并肺气肿以及慢性肺源性心脏病、肺源性脑病等,出现肺胀的临床表现时,可参考本节进行辨证论治。

一、病因病机

本病的发生,多因久病肺虚,痰浊潴留,而至肺失敛降,肺气胀满,又因复感外邪诱使病情发作或加剧。

(一)久病肺虚

因内伤久咳、久哮、久喘、支饮、肺痨等慢性肺系疾病,迁延失治,以致痰浊潴留,壅阻肺气,气之出纳失常,还于肺间,日久导致肺虚,肺体胀满,张缩无力,不能敛降而成肺胀。

(二)感受外邪

久病肺虚,卫外不固,腠理疏松,六淫之邪每易反复乘袭,诱使本病发作,病情日益加重。

肺胀病变首先在肺,继则影响脾、肾,后期病及于心。外邪从口鼻、皮毛入侵,每多首先犯肺,导致肺气上逆而为咳,升降失常而为喘,久则肺虚,主气功能失常。若子耗母气,肺病及脾,脾失健运,则可导致肺脾两虚。母病及子,肺虚及肾,肺不主气,肾不纳气,则气喘日益加重,呼吸短促难续,尤以吸气困难,动则更甚。且肾主水,肾衰则不能化气行水,水邪泛溢肌表则肿,上凌心肺则喘咳心悸。肺与心脉相通,肺虚不能调节心血的运行,气病及血,则血瘀肺脉,肺病及心,临床可见心悸、发绀、水肿、舌质暗紫等症。心阳根于命门真火,肾阳不振,进一步导致心肾阳衰,可出现喘脱危候。

肺胀的病理因素主要为痰浊、水饮与血瘀。痰的产生,病初由肺气郁滞,脾失健运,津液不归正化而成;渐因肺虚不能化津,脾虚不能转输,肾虚不能蒸化,痰浊潴留益甚,喘咳持续难已。三种病理因素之间又可互相影响和转化,如痰从寒化则成饮;饮溢肌肤则为水;痰浊久留,肺气郁滞,心脉失畅则血滞为瘀;瘀阻血脉,"血不利则为水"。一般早期以痰浊为主,渐而痰瘀并见,终至痰浊、血瘀、水饮错杂为患。

肺胀的病性多属本虚标实,但有偏实、偏虚的不同,且多以标实为急。外感诱发时偏于邪实,平时偏于本虚。早期多属气虚、气阴两虚,病位以肺、脾、肾为主。晚期气虚及阳,或阴阳两虚,纯属阴虚者少见,病位以肺、肾、心为主。正虚与邪实多互为因果,阳虚致卫外不固,易感外邪,痰饮难蠲;阴虚致外邪、痰浊易从热化,故虚实诸候常夹杂出现,每致愈发愈频,甚则持续不已。

二、辨证论治

(一)辨证要点

1.症状

以咳逆上气,痰多,喘息,胸部膨满,憋闷如塞,动则加剧,甚则鼻煽气促,张口抬肩,目胀如脱,烦躁不安等为主症。日久可见面色晦暗,面唇发绀,脘腹胀满,肢体浮肿,甚或出现喘脱等危重证候。病重可并发神昏、动风或出血等症。有长期慢性咳喘病史,常因外感而诱发,病程缠绵,时轻时重;发病者多为老年,中青年少见。

2.检查

体检可见桶状胸,胸部叩诊呈过清音,心肺听诊肺部有干湿性啰音,且心音遥远。X线检查见胸廓扩张,肋间隙增宽,膈降低且变平,两肺野透亮度增加,肺血管纹理增粗、紊乱,右下肺动脉干扩张,右心室增大。心电图检查显示右心室肥大,出现肺型 P 波等。血气分析检查可见低氧血症或合并高碳酸血症,PaO_2降低,$PaCO_2$升高。血液检查红细胞和血红蛋白可升高。

(二)类症鉴别

肺胀与哮病、喘证均以咳而上气,喘满为主症,其区别如下。

1.哮证

哮证是一种反复发作性的痰鸣气喘疾病,以喉中哮鸣有声为特征,常突然发病,迅速缓解,久病可致肺胀,而肺胀以喘咳上气、胸膺膨满为主要表现,为多种慢性肺系疾病日久积渐而成。

2.喘证

喘证以呼吸困难,甚至张口抬肩,不能平卧为主要表现,可见于多种急慢性疾病的过程中。而肺胀是由多种慢性肺系疾病迁延不愈发展而来,喘咳上气,仅是肺胀的一个症状。

(三)分证论治

肺胀为多种肺病迁延不愈,反复发作而致,总属标实本虚,感邪发作时偏于标实,缓解时偏于本虚。偏实者须分清痰浊、水饮、血瘀。早期以痰浊为主,渐而痰瘀并重。后期痰瘀壅盛,正气虚衰,本虚与标实并重。偏虚者当区别气(阳)虚、阴虚。早期以气虚或气阴两虚为主,病位在肺、脾、肾。后期气虚及阳,甚则阴阳两虚,病变部位在肺、肾、心。

本病的治疗当根据标本虚实不同,有侧重地选用扶正与祛邪的不同治则。标实者。根据病邪的性质,分别采取祛邪宣肺、降气化痰、温阳利水、活血祛瘀,甚或开窍、息风、止血等法。本虚者,当以补养心肺、益肾健脾为主,或气阴兼调,或阴阳双补。正气欲脱时则应扶正固脱、救阴回阳。

1.痰浊壅肺

证候:胸膺满闷,短气喘息,稍劳即重,咳嗽痰多,色白黏腻或呈泡沫,晨风自汗,脘痞纳少,倦怠无力,舌暗,苔薄腻或浊腻,脉稍滑。

分析:肺虚脾弱,痰浊内生,上逆于肺,肺失宣降,则胸膺满闷,咳嗽、痰多色白黏腻;痰从寒化饮,则痰呈泡沫状;肺气虚弱,复加气因痰阻,放短气喘息,稍劳即重;肺虚卫表不固,则畏风、自汗;肺病及脾,脾虚健运失常,故见脘痞纳少,倦怠无力;舌质暗,苔薄腻或浊腻,脉滑为痰浊壅肺之征。

治法:化痰降气,健脾益肺。

方药:苏子降气汤合三子养亲汤。二方均能降气化痰平喘,但苏子降气汤偏温,以上盛下虚,寒痰喘咳为宜;三子养亲汤偏降,以痰浊壅盛,肺实喘满,痰多黏腻为宜。其中,苏子、前胡、白芥子化痰降逆平喘;半夏、厚朴、陈皮燥湿化痰,行气降逆;白术、茯苓、甘草运脾和中。

若痰多,胸满不能平卧,加葶苈子、莱菔子泻肺祛痰平喘;症见短气乏力,易出汗,痰量不多者为肺脾气虚,酌加党参、黄芪、防风健脾益气,补肺固表;若因外感风寒诱发,痰从寒化为饮,喘咳,痰多黏白泡沫,见表寒里饮证者,宗小青龙汤意加麻黄、桂枝、细辛、干姜散寒化饮;饮郁化热,烦躁而喘,脉浮用小青龙加石膏汤兼清郁热。

2.痰热郁肺

证候:咳逆,喘息气粗,胸部膨满,烦躁不安,痰黄或白,黏稠难咯,或伴身热微恶寒,微汗,口渴,溲黄便干,舌边尖红,苔黄或黄腻,脉滑数。

分析:痰浊内蕴,感受风热或郁久化热,痰热壅肺,故痰黄、黏白难咯;肺热内郁,清肃失司,肺气上逆,则喘咳气逆息粗,胸满;热扰于心,则烦躁;风热犯肺则发热微恶寒,微汗;痰热伤津,则口渴,溲黄,便干;舌红,苔黄或黄腻,脉数或滑数均为痰热内郁之象。

治法:清肺化痰,降逆平喘。

方药:越婢加半夏汤或桑白皮汤。越婢加半夏汤宣泄肺热,用于饮热郁肺,外有表邪,喘咳上气,目如脱状,身热,脉浮大者;桑白皮汤清肺化痰,用于痰热壅肺,喘急胸满,咳吐黄痰或黏白稠厚者。

若痰热内盛,痰黄胶黏,不易咯出者,加瓜蒌皮、鱼腥草、海蛤粉、象贝母、桑白皮等清热化痰利肺;痰鸣喘息,不得平卧者,加射干、葶苈子泻肺平喘;便秘腹满者,加大黄、芒硝,通腑泄热以降肺平喘;痰热伤津,口舌干燥,加天花粉、知母、芦根以生津润燥;阴伤而痰量已少者,酌减苦寒之品,加沙参、麦门冬等养阴。

3.痰蒙神窍

证候:神志恍惚,表情淡漠,谵妄烦躁,撮空理线,嗜睡神昏,或肢体𥆧动,抽搐,咳逆喘促,咯痰不爽,舌质暗红或淡紫,苔白腻或淡黄腻,脉细滑数。

分析:痰迷心窍,蒙蔽神机,故见神志恍惚,表情淡漠,谵妄烦躁,撮空理线,嗜睡神昏;肝风内动,则肢体𥆧动抽搐;痰浊阻肺,肺虚痰蕴,故咳逆喘促而咯痰不爽;舌质暗红或淡紫,乃心血瘀阻之征;苔白腻或淡黄腻,脉细滑数皆为痰浊内蕴之象。

治法:涤痰开窍,息风醒神。

方药:涤痰汤。本方可涤痰开窍,息风止痉。方中用二陈汤理气化痰;用胆南星清热涤痰,息风开窍;竹茹、枳实清热化痰利膈;菖蒲开窍化痰;人参扶正防脱。

若痰热较盛,烦躁身热,神昏谵语,舌红苔黄者,加黄芩、葶苈子、天竹黄、竹沥以清热化痰;肝风内动,抽搐加钩藤、全蝎、另服羚羊角粉以凉肝息风;瘀血明显,唇甲青紫加桃仁、红花、丹参活血通脉;如热伤血络,见紫斑、咯血、便血色鲜者,配清热凉血止血药,如水牛角、白茅根、生地、丹皮、紫珠草、地榆等。另外,可选用安宫牛黄丸清心豁痰开窍,每次1丸,日服2次。

4.阳虚水泛

证候:心悸,喘咳,咯痰清稀,面浮肢肿,甚则一身悉肿,腹部胀满有水,脘痞食欲缺乏,尿少,畏寒,面唇青紫,舌胖质黯,苔白滑,脉沉细。

分析:久病喘咳,肺脾肾亏虚,肾阳虚不能温化水液,水邪泛滥,则面浮肢肿,甚则一身悉肿,腹部胀满有水;水液不归州都之官,则尿少;水饮上凌心肺,故心悸,喘咳,咯痰清稀;脾阳虚衰,健运失职则脘痞食欲缺乏;脾肾阳虚,不能温煦则畏寒;阳虚血瘀,则面唇青紫;舌胖质黯,苔白滑,脉沉细为阳虚水泛之征。

治法:温肾健脾,化饮利水。

方药:真武汤合五苓散。真武汤温阳利水,五苓散健脾渗湿利水使水湿由小便而解,两方配伍,可奏温肾健脾,利尿消肿之功。方中用附子、桂枝温肾通阳;茯苓、白术、猪苓、泽泻、生姜健脾利水;赤芍活血化瘀。

若水肿势剧,上凌心肺,见心悸喘满,倚息不得卧者,加沉香、牵牛子、川椒目、葶苈子以行气逐水;血瘀甚,发绀明显者,加泽兰、红花、丹参、益母草、北五加皮化瘀行水。

5.肺肾气虚

证候:呼吸浅短难续,声低气怯,甚则张口抬肩,倚息不能平卧,咳嗽,痰白如沫,咯吐不利,心慌胸闷,形寒汗出,面色晦暗,舌淡或黯紫,脉沉细数无力,或结代。

分析:久病咳喘,肺肾两虚,故呼吸浅短难续,声低气怯,甚则张口抬肩,倚息不能平卧;寒饮伏肺,肾虚水泛,则咳嗽痰白如沫,咯吐不利;肺病及心,心气虚弱,故心慌胸闷;阳气虚,则形寒;腠理不固,则汗出;气虚血行瘀滞,则面色晦暗,舌淡或黯紫,脉沉细数无力,或有结代。

治法:补肺纳肾,降气平喘。

方药:平喘固本汤合补虚汤。平喘固本汤补肺纳肾,降气化痰,补虚汤重在补肺益气。方中用党参、人参、黄芪、炙甘草补肺;冬虫夏草、熟地、胡桃肉、坎脐益肾;五味子敛肺气;灵磁石、沉香纳气归元;紫菀、款冬、苏子、法半夏、橘红化痰降气。

若肺虚有寒,怕冷,舌质淡,加肉桂、干姜、钟乳石温肺散寒;气虚瘀阻,颈脉动甚,面唇发绀明显者,加当归、丹参、苏木活血化瘀通脉;若肺气虚兼阴伤,低热,舌红苔少者,可加麦冬、玉竹、生地、知母等养阴清热。如见面色苍白,冷汗淋漓,四肢厥冷,血压下降,脉微欲绝等喘脱危象者,急用参附汤送服蛤蚧粉或黑锡丹补气纳肾,回阳固脱。病情稳定阶段,可常服皱肺丸。

另外,可选用验方:紫河车1具,焙干研末,装入胶囊,每服3 g,适于肺胀之肾虚者。百合、枸杞子各250 g,研细末,白蜜为丸,每服10 g,每天3次,适于肺肾阴虚的肺胀。

三、针灸治疗

(一)基本处方

肺俞、太渊、膻中。

肺俞、太渊为俞原配穴法,宣通肺气,止咳平喘;气会膻中,调气降逆。

(二)加减运用

1.痰浊壅肺证

加中脘、足三里、丰隆以健脾和中、运化痰湿。诸穴针用平补平泻法。

2.痰热郁肺证

加大椎、曲池、丰隆以清化痰热,大椎、曲池针用泻法。余穴针用平补平泻法。

3.痰蒙神窍证

加水沟、心俞、内关以涤痰开窍、息风醒神,针用泻法。余穴用平补平泻法。

4.阳虚水泛证

加肾俞、关元、阴陵泉以振奋元阳、化饮利水。诸穴针用补法,或加灸法。

5.肺肾气虚证

加肾俞、太溪、气海、足三里以滋肾益肺。诸穴针用补法,或加灸法。

(三)其他

1.耳针疗法

取交感、平喘、肺、心、肾上腺、胸,每次取2~3穴,毫针刺法,中等刺激,每次留针15~30分钟,每天或隔天1次,10次为1个疗程。

2.保健灸法

经常艾灸足三里、关元、肺俞、脾俞、肾俞等穴,可增强抗病能力。

第二节 肺 痨

肺痨是由于正气不足,感染痨虫,侵蚀肺脏所致的具有传染性的一种慢性虚弱性疾病,以咳嗽、咯血、潮热、盗汗及身体逐渐消瘦为其主要临床特征。因痨虫蚀肺,劳损在肺,故称肺痨。

肺痨之疾,历代医家命名甚多,概而言之有以其具有传染性而命名的,如"尸注""虫疰""劳疰""传尸""鬼疰"等,《三因极一病证方论》言"以疰者,注也,病自上注下,与前人相似,故曰疰";有根据症状特点而命名者,如《外台秘要》称"骨蒸"、《儒门事亲》谓"劳嗽"等,而《三因极一病证方论》的"痨瘵"称谓则沿用直至晚清,因病损在肺较常见故后世一般多称肺痨。

历代医籍对本病的论述甚详,早在《内经》,对本病的临床特点即有较具体的记载,如《素问·玉机真脏论》云:"大骨枯槁,大肉陷下,胸中气满,喘息不便,内痛引肩项,身热,脱肉破䐃……肩体内消。"《灵枢·玉版》篇云:"咳,脱形,身热,脉小以疾。"均生动地描述了肺痨的主症及其慢性消耗表现,而将其归属于"虚劳"范围。汉代张仲景《金匮要略·血痹虚劳病脉证并治》篇正式将其归属于"虚劳"病中,并指出本病的一些常见合并症,指出"若肠鸣、马刀挟瘿者,皆为劳得之。"华佗《中藏经·传尸》的"传尸者……问病吊丧而得,或朝走暮游而逢……中此病死之全,染而为疾",已认识到本病具有传染的特点,认为因与患者直接接触而得病。唐代王焘《外台秘要·传尸》则进一步说明了本病的危害:"传尸之候……莫问老少男女,皆有斯疾……不解疗者,乃至灭门。"唐宋时期,并确立了本病的病因、病位、病机和治则。如唐代孙思邈《千金方》认为"劳热生虫在肺",首先提出了病邪为"虫",把"尸注"列入肺脏病篇,明确病位主要在肺。与此同期的王焘《外台秘要》也提出"生肺虫,在肺为病",认识到肺痨是由特殊的"肺虫"引起的。病机症状方面宋代许叔微《普济本事方·诸虫尸鬼注》提出本病"肺虫居肺叶之内,蚀入肺系,故成瘵疾,咯血声嘶"。《三因极一病证方论》《济生方》则都提出了"痨瘵"的病名,明确地将肺痨从一般虚劳和其他疾病中独立出来,更肯定其病因"内非七情所伤,外非四气所袭""多由虫啮"的病机。至元代朱丹溪倡"痨瘵至乎阴虚"之说,突出了病机重点。葛可久《十药神书》收载了治痨十方,为我国现存的第一部治痨专著。明代《医学入门》归纳了肺痨常见的咳嗽、咯血、潮热、盗汗、遗精、腹泻等六大主症,为临床提出了诊断依据。《医学正传》则提出了"杀虫"和"补虚"的两大治疗原则,至此使肺痨的病因、病机、症状、治则、治法、方药已趋于完善。

根据本病临床表现及其传染特点,肺痨与西医学的肺结核基本相同,故凡诊断肺结核者可参照本病辨证论治。

一、病因病机

肺痨的致病因素,不外内外两端。外因系指传染痨虫,内因则为正气虚弱,两者相互为因,痨虫传染是不可或缺的外因,正虚是发病的基础。痨虫蚀肺后,耗损肺阴,进而演变发展,可致阴虚火旺,或导致气阴两虚,甚则阴损及阳。

(一)感染"痨虫"

痨虫感染是引起本病的主要病因,而传染途径是经口鼻到肺脏,本病具有传染性。当与患者直接接触,问病看护或与患者同室寝眠、朝夕相处,都可致痨虫侵入人体为害。痨虫侵袭肺脏,腐蚀肺叶,肺体受损,耗伤肺阴,肺失滋润,清肃失调而发生肺痨咳嗽;如损伤肺中络脉,血溢脉外则咯血;阴虚火旺,迫津外泄,则潮热、盗汗。《三因极一病证方论·痨瘵诸证》指出:"诸证虽曰不同,其根多有虫。"此明确提出痨虫传染是形成本病的唯一因素。

(二)正气虚弱

禀赋不足,或后天嗜欲无度,酒色不节,忧思劳倦,损伤脏腑,或大病久病之后失于调治,如麻疹、外感久咳及产后等,耗伤气血精液,或营养不良,体虚不复,均可致正气亏虚,抗病力弱,使痨虫乘虚袭入,侵蚀肺体而发病。《古今医统·痨瘵》云:"凡人平素保养元气,爱惜精血,瘵不可得而传,惟夫纵欲多淫,苦不自觉,精血内耗,邪气外乘。"并提出"气虚血痿,最不可入痨瘵之门……皆能乘虚而染触"即是此意。

总之,本病病因是感染痨虫为患,而正虚是发病的关键。正气旺盛,虽然感染痨虫但可不一定发病,正气虚弱则感染后易于致病。另一方面感染痨虫后,正气的强弱不仅决定了病情的轻重,又决定病变的转归,这也是有别于其他疾病的特点。

本病的病位在肺。肺主气,司呼吸,受气于天,吸清呼浊。若肺脏本体虚弱,卫外不固,或因其他脏腑病变损伤肺脏,导致肺虚,则"痨虫"极易犯肺,侵蚀肺脏而发病。病机性质以阴虚为主,故临床上多见干咳,咽燥,以及喉痛声嘶等肺系症状。由于脏腑之间有互相资生和制约的关系,肺脏亏虚日久,必然会影响其他脏腑,其中与脾肾关系最为密切,同时也可涉及心肝。脾为肺之母,肺虚耗夺母气以自养,则致脾虚;脾虚不能化水谷为精微而上输以养肺,则肺脏益弱,故易致肺脾同病,土不生金,肺阴虚与脾气虚两候同时出现,症见神疲懒言、四肢乏力、食少便溏、身体消瘦等脾虚症状。肺肾相生,肾为肺之子,肺阴虚肾失滋生之源,或肾阴虚相火灼金,上耗母气,则可致肺肾两虚,相火内炽,常伴见骨蒸、潮热、咯血、男子遗精、女子月经不调等症状。若肺虚不能治肝,肾虚不能养肝,肝火偏旺,上逆侮肺,可见性急善怒,胁肋掣痛,并加重咳嗽、咯血。如肺虚心火乘客,肾虚水不济火,可伴见虚烦不寐、盗汗等症,甚则肺虚不能佐心治节血脉之运行,而致气虚血瘀,出现气短、心慌、唇紫等症。概括而言,初起肺体受损,肺阴耗伤,肺失滋润,病位在肺,继而肺脾同病,导致气阴两伤,或肺肾同病,而致阴虚火旺。后期脾肺肾三脏皆损,阴损及阳,元气耗伤,阴阳两虚。

二、诊断

(1)咳嗽、咯血、潮热、盗汗、身体明显消瘦为典型表现。不典型者诸症可以不必俱见,初起仅微有咳嗽、疲乏无力,身体逐渐消瘦,食欲缺乏,偶或痰中夹有少量血丝等。

(2)常有与肺痨患者的长期接触史。

三、相关检查

(1)肺部病灶部位呼吸音减弱,或闻及支气管呼吸音及湿啰音。

(2)X线胸片、痰涂片或培养结核菌、血沉、结核菌素试验等检查有助于诊断。

四、鉴别诊断

(一)虚劳

同属于虚损类疾病的范围,病程较长。肺痨具有传染性,是一个独立的慢性传染性疾病;虚劳是由于脏腑亏损,元气虚弱而致的多种慢性疾病虚损证候的总称,不具传染性。肺痨病位主要在肺,病机主在阴虚,而虚劳五脏并重,以脾肾为主,病机以气血阴阳亏虚为要。肺痨是由正气亏虚,痨虫蚀肺所致,有其发生发展及演变规律,以咳嗽、咯血、潮热、盗汗为特征;而虚劳缘由内伤亏损,为多脏气血阴阳亏虚,临床特征表现多样,病情多重。

(二)肺痿

肺痿是肺部多种慢性疾病后期转归而成,如肺痈、肺痨、久嗽、久喘等导致肺叶痿弱不用,俱可成痿,临床以咳吐浊唾涎沫为主症,不具传染性;而肺痨是以咳嗽、咳血、潮热、盗汗为特征,由传染痨虫所致具有传染性,但少数肺痨后期迁延不复可以转为肺痿。

(三)肺痈

肺痨和肺痈都有咳嗽、发热、汗出。但肺痈是肺叶生疮,形成脓疡,临床以咳嗽、胸痛、咯吐腥臭浊痰,甚则脓血相兼为主要特征的一种疾病,发热较高,为急性病,病程较短,病机是热壅血瘀,属实热证;而肺痨的临床特点是有咳嗽、咳血、潮热、盗汗四大主症,起病缓慢,病程较长,为慢性病,病机是以肺阴亏虚为主,具有传染性。

(四)肺癌

肺癌与肺痨都有咳嗽、咯血、胸痛、发热、消瘦等症状。但肺痨多发于中青年,若发生在40岁以上者,往往在青少年时期有肺痨史;而肺癌则好发于40岁以上的中老年男性,多有吸烟史,表现为呛咳、顽固性干咳,持续不愈,或反复咯血,或顽固性胸痛、发热,伴进行性消瘦、疲乏等。肺痨经抗结核治疗有效,肺癌经抗结核治疗则病情继续恶化。此外,借助西医诊断方法,有助于两者的鉴别。

五、辨证论治

(一)辨证要点

1.辨病机属性

本病的辨证,须按病机属性,结合脏腑病机进行,故宜区别阴虚、阴虚火旺、气虚的不同,掌握与肺与脾肾的关系。临床一般以肺阴亏虚为主为先,如进一步演变发展,则表现为阴虚火旺,或气阴耗伤,甚或阴阳两虚。病变主脏在肺,以阴虚为主,阴虚火旺者常肺肾两虚,并涉及心肝;气阴耗伤者多肺脾同病;久延病重,由气及阳,阴阳两虚者肺脾肾三脏皆损。

2.辨病情轻重

一般初起病情多轻,微有咳嗽,偶或痰中有少量血丝,咽干低热,疲乏无力,逐渐消瘦;继而咳嗽加剧,干咳少痰或痰多,时时咳血,甚则大量咯血,胸闷气促,午后发热,或有形寒,两颧红艳,唇红口干,盗汗失眠,心烦易怒,男子梦遗失精,女子月经不调或停闭,如病重而未能及时治疗,可出现音哑气喘,大便溏泄,肢体浮肿,面唇发紫,甚至大骨枯槁,大肉陷下,骨髓内消,肌肤甲错。

3.辨证候顺逆

肺痨顺证表现为虽肺阴亏虚但元气未衰,胃气未伤,饮食如恒,虚能受补,咳嗽日减,脉来有根,无气短不续,无大热或低热转轻,无痰壅咯血,消瘦不著。逆证表现为骨蒸发热,持续不解;胃气大伤,食少纳呆,便溏肢肿;大量咯血,反复发作,短气不续,动则大汗,大肉脱陷,声音低微;虚不受补,脉来浮大无根,或细而数疾。

(二)治疗原则

本病的治疗原则是补虚培元和治痨杀虫,正如《医学正传·劳极》所提出的"一则杀其虫,以绝其根本,一则补其虚,以复其真元"为其两大治则。根据患者体质强弱而分别主次,但尤需重视补虚培元,增强正气,以提高抗痨杀虫的能力。调补脏腑重点在肺,并应重视脏腑整体关系,同时兼顾补脾益肾。治疗大法应根据"主乎阴虚"的病机特点,以滋阴为主,火旺者兼以降火,如合并气虚、阳虚见证者,又当同时兼以益气或温阳。杀虫主要是针对病因治疗,选用具有抗痨杀虫作用的中草药。

(三)分证论治

1.肺阴亏损

主症:干咳,咳声短促,咳少量黏痰,或痰中有时带血,如丝如点,色鲜红。

兼次症:午后自觉手足心热,皮肤干灼,咽干口燥,或有少量盗汗,胸闷乏力。

舌脉:舌边尖红,苔薄少津;脉细或兼数。

分析:痨虫蚀肺,损伤肺阴,阴虚肺燥,肺失滋润,清肃失调故干咳少痰,咳声短促,胸闷乏力;肺损络伤,故痰中带血如丝如点,色鲜红;阴虚生热,虚热内灼,故手足心热,皮肤灼热;阴虚津少,无以上承则口燥咽干,皮肤干燥;舌红,苔薄少津,脉细或兼数,为阴虚有热之象。

治法:滋阴润肺,清热杀虫。

方药:月华丸加减。本方功在补虚杀虫,养阴止咳,化痰止血,是治疗肺痨的基本方。方中沙参、麦冬、天冬、生地、熟地滋阴润肺;百部、川贝母润肺止咳,兼能杀虫;阿胶、三七止血和营;桑叶、菊花清肃肺热;山药、茯苓甘淡健脾益气,培土生金,以资生化之源。可加百合、玉竹滋补肺阴。若咳嗽频而痰少质黏者,可合甜杏仁、蜜紫菀、海蛤壳以润肺化痰止咳;痰中带血较多者,宜加白及、仙鹤草、白茅根、藕节等以和络止血;若低热不退,可配银柴胡、地骨皮、功劳叶、胡黄连等以清退虚热,兼以杀虫;若久咳不已、声音嘶哑者,于前方中加诃子皮、木蝴蝶、凤凰衣等以养肺利咽、开音止咳。

2.阴虚火旺

主症:咳呛气急,痰少质黏,反复咯血,量多色鲜。

兼次症:五心烦热,两颧红赤,心烦口渴,骨蒸潮热,盗汗量多,形体日益消瘦,或吐痰黄稠量多,或急躁易怒,胸胁掣痛,失眠多梦,或男子遗精,女子月经不调。

舌脉:舌红绛而干,苔薄黄或剥;脉细数。

分析:肺虚及肾,肺肾阴伤,虚火内迫,气失润降而上逆,故咳呛、气急;虚火灼津,炼液成痰,故痰少质黏;若火盛热壅痰蕴,则咳痰黄稠量多;虚火伤络,迫血妄行故反复咯血,色鲜量多;肺肾阴虚,君相火旺,故午后潮热、颧红骨蒸、五心烦热;营阴夜行于外,虚火迫津外泄故盗汗;肾阴亏虚,肝失所养,心肝火盛故性急易怒、失眠多梦;肝经布两胁穿膈入肺,肝肺络脉失养,则胸胁掣痛;相火偏旺,扰动精室则梦遗失精;阴血亏耗,冲任失养则月经不调;阴精亏损,不能充养身体则形体日瘦;舌红绛而干,苔黄或剥,脉细数,乃阴虚火旺之征。

治法:补益肺肾,滋阴降火。

方药:百合固金汤合秦艽鳖甲散加减。百合固金汤功能滋养肺肾,用于阴虚阳浮,肾虚肺燥,咳痰带血,烦热咽干者。本方用百合、麦冬、玄参、生地滋阴润肺生津,当归、白芍、热地养血柔肝,桔梗、贝母、甘草清热化痰止咳。秦艽鳖甲散滋阴清热除蒸,用于阴虚骨蒸,潮热盗汗等证。方中秦艽、青蒿、柴胡(用银柴胡)、地骨皮退热除蒸,鳖甲、知母、乌梅、当归滋阴清热,另加百部、白及止血杀虫。若火旺较甚,热象明显者,当增入胡黄连、黄芩苦寒泻火、坚阴清热;若咳痰黄稠量多,酌加桑白皮、竹茹、海蛤壳、鱼腥草等以清热化痰;咯血较著者,加丹皮、藕节、紫珠草、醋制大黄等,或配合十灰散以凉血止血;盗汗较著,加五味子、瘪桃干、糯稻根、浮小麦、煅龙骨、煅牡蛎等敛阴止汗;胸胁掣痛者,加川楝子、延胡索、广郁金等以和络止痛;烦躁不寐加酸枣仁、夜交藤、龙齿宁心安神;若遗精频繁,加黄柏、山茱萸、金樱子泻火涩精。服本方碍脾腻胃者可酌加佛手、香橼醒脾理气。

3.气阴耗伤

主症:咳嗽无力,痰中偶夹有血,血色淡红,气短声低。

兼次症:神疲倦怠,食少纳呆,面色㿠白,午后潮热但热势不剧,盗汗颧红,身体消瘦。

舌脉:舌质嫩红,边有齿印,苔薄,或有剥苔;脉细弱而数。

分析:本证为肺脾同病,阴伤及气,清肃失司,肺不主气则咳嗽无力;气阴两虚,肺虚络损则痰中夹血,虚火不著故血色淡红;肺阴不足,阴虚内热,则午后潮热、盗汗、颧红;子盗母气,脾气亏损,肺脾两虚,宗气不足,故气短声低、神疲倦怠,面色㿠白;脾虚失运,故食少纳呆,聚湿成痰,则咳痰色白;舌质嫩红,边有齿印,脉细弱而数,苔薄或剥为肺脾同病,气阴两虚之象。

治法:养阴润肺,益气健脾。

方药:保真汤加减。本方功能补气养阴,兼清虚热。药用太子参、黄芪、白术、茯苓补益肺脾之气,麦冬、天冬、生地黄、五味子滋养润肺之阴,当归、白芍、熟地滋补阴血;陈皮理气运脾;知母、黄柏、地骨皮、柴胡滋阴清热。并可加冬虫夏草、百部、白及以补肺杀虫;若咳嗽痰白者,可加姜半夏、橘红等燥湿化痰;咳嗽痰稀量多,可加白前、紫菀、款冬、苏子温润止咳;咯血色红量多者加白及、仙鹤草、地榆等凉血止血药,色淡红者,可加山萸肉、阿胶、仙鹤草、参三七等,配合补气药,共奏补气摄血之功;若骨蒸盗汗者,酌加鳖甲、牡蛎、五味子、地骨皮、银柴胡等以益阴除蒸敛汗;如纳少腹胀,大便溏薄者,加扁豆、薏苡仁、莲肉、山药、谷芽等甘淡健脾之品,并去知母、黄柏苦寒伤中及地黄、当归、阿胶等滋腻碍胃之品。

4.阴阳两虚

主症:咳逆喘息少气,痰中或夹血丝,血色暗淡,形体羸弱,劳热骨蒸,面浮肢肿。

兼次症:潮热,形寒,自汗,盗汗,声嘶或失音,心慌,唇紫,肢冷,或见五更泄泻,口舌生糜,大肉尽脱,男子滑精阳痿,女子经少、经闭。

舌脉:舌质光红少津,或淡胖边有齿痕;脉微细而数,或虚大无力。

分析:久痨不愈,阴伤及阳,则成阴阳俱损,肺、脾、肾多脏同病之证,为本病晚期证候,病情较为严重。精气虚损,无以充养形体,故形体羸弱,大肉尽脱;肺虚失降,肾虚不纳,则咳逆、喘息、少气;肺虚失润,金破不鸣故声嘶或失音;肺肾阴虚,虚火内盛,则劳热骨蒸、潮热盗汗;虚火上炎则口舌生糜;脾肾两虚,水失运化,外溢于肌肤则面浮肢肿;病及于心,心失所养,血行不畅则心慌、唇紫;"阳虚生外寒"则自汗、肢冷、形寒;脾肾两虚,肾虚不能温煦脾土,则五更泄泻;精亏失养,命门火衰,故男子滑精阳痿;精血不足,冲任失充,故女子经少、经闭;舌质光红少津,或淡胖边有齿痕,脉微细而数,或虚大无力,乃阴阳俱衰之象。

治法:温补脾肾,滋阴养血。

方药:补天大造丸加减。本方功在温养精气、培补阴阳,用于肺痨五脏俱伤、真气亏损之证。方中人参、黄芪、白术、山药、茯苓补益肺脾之气;枸杞、熟地、白芍、龟甲培补肺肾之阴;鹿角胶、紫河车、当归滋补精血以助阳气;酸枣仁、远志宁心安神。另可加百合、麦冬、阿胶、山萸肉滋补肺肾;若肾虚气逆喘息者,配冬虫夏草、蛤蚧、紫石英、诃子摄纳肾气;心慌者加丹参、柏子仁、龙齿镇心安神;见五更泄泻,配煨肉蔻、补骨脂补火暖土,并去地黄、阿胶等滋腻碍脾之品。阳虚血瘀唇紫水停肢肿者,加红花、泽兰、益母草、北五加皮温阳化瘀行水,咳血不止加云南白药。总之阴阳两虚证是气阴耗伤的进一步发展,因下损及肾,阴伤及阳而致,病情深重,当注意温养精气,以培根本。

六、转归预后

肺痨的转归预后主要取决于患者正气的盛衰、病情的轻重和治疗是否及时。若肺损不著,正气尚盛,或诊断及时,早期治疗,可逐渐康复;若邪盛正虚,正不胜邪,或误诊失治,邪气壅盛,病情可加重,甚至恶化,由肺虚渐及脾、肾、心、肝,由阴及气及阳,形成五脏皆损。若正气亏虚,正邪相持,可致病情慢性迁延。从证候而言,初期主要为阴虚肺燥,若失治误治,一则向气阴耗伤转化,久治不愈阴损及阳,可成阴阳两虚,此时多属晚期证候;另有少数阴虚火旺者,伤及肺络,大量咯血可生气阴欲脱危候,预后不良。正如《明医杂著》说:"此病治之于早则易,若到肌肉消灼,沉困着床,脉沉伏细数,则难为矣。"

第三节　肺　痿

肺痿是指肺叶痿弱不用,临床以咳吐浊唾涎沫为主症,为肺脏的慢性虚损性疾病。《金匮要略心典·肺痿肺痈咳嗽上气病》中说:"痿者萎也,如草木之萎而不荣。"用形象比喻的方法以释其义。

一、源流

肺痿之病名,最早记载于仲景的《金匮要略》。该书将肺痿列为专篇,对肺痿的主症特点、病因、病机、辨证均做了较为系统的介绍。如《金匮要略·肺痿肺痈咳嗽上气病脉证并治》说:"寸口脉数,其人咳,口中反有浊唾涎沫者何?师曰:为肺痿之病。""肺痿吐涎沫而不咳者,其人不渴,必遗尿,小便数,所以然者,以上虚不制下故也。"隋·巢元方在《金匮要略》的基础上,对本病的成因、转归等作了进一步探讨。其在《诸病源候论·肺痿候》论及肺痿曰:"肺主气,为五脏上盖,气主皮毛,故易伤于风邪,风邪伤于脏腑,而气血虚弱,又因劳役大汗之后,或经大下而亡津液,津液竭绝,肺气壅塞,不能宣通诸脏之气,因成肺痿也。"其明确认为是外邪犯肺,或劳役过度,或大汗之后,津液亏耗,肺气受损,壅塞而成。并指出其预后、转归与咳吐涎沫之爽或不爽、小便之利或不利、咽燥之欲饮或不欲饮等都有关联,如"咳唾咽燥欲饮者,必愈;欲咳而不能咳,唾干沫,而小便不利者难治"。唐·孙思邈《千金要方·肺痿门》将肺痿分为热在上焦及肺中虚冷二类,认为"肺痿虽有寒热之分,从无实热之例。"清·李用粹结合丹溪之说,对肺痿的病因病机、证候特点作了简要而系统的归纳。如《证治汇补·胸膈门》说:"久嗽肺虚,寒热往来,皮毛枯燥,声音不清,或嗽血线,口中有浊唾涎沫,脉数而虚,为肺痿之病。因津液重亡,火炎金燥,如草木亢旱而枝叶萎落也。"《张氏医通·肺痿》对肺痈和肺痿的鉴别,进行了分析比较,提出"肺痈属在有形之血……肺痿属在无形之气。"

综上所述,历代医家共同认识到肺痿是多种肺系疾病的慢性转归,故常与相关疾病合并叙述,单独立论者较少,并且提示肺痈、肺痨、久嗽、喘哮等伤肺,均有转化成为肺痿的可能。如明·王肯堂将肺痿分别列入咳嗽门和血证门论述,《证治准绳·诸气门》说:"肺痿或咳沫,或咳血,今编咳沫者于此,咳血者人血证门。"《证治准绳·诸血门》还认为"久嗽咳血成肺痿"。戴原礼在《证治要诀·诸嗽门》中提到:"劳嗽有久嗽成劳者,有因病劳久嗽者,其证往来寒热,或独热无寒,咽干嗌痛,精神疲极,所嗽之痰,或脓,或时有血,腥臭异常。"戴氏所指劳嗽之临床表现与肺痿有相似之处。陈实功纱《外科正宗·肺痈论》中说:"久嗽劳伤,咳吐痰血,寒热往来,形体消削,咯吐瘀脓,声哑咽痛,其候转为肺痿。"指出肺痈溃后,热毒不净,伤阴耗气,可以转为肺痿。唐·王焘《外台秘要·咳嗽门》引许仁则论云:"肺气嗽经久将成肺痿,其状不限四时冷热,昼夜咳常不断,唾白如雪,细沫稠粘,喘息上气,乍寒乍热,发作有时,唇口喉舌干焦,亦有时唾血者,渐觉瘦悴,小便赤,颜色青白,毛耸,此亦成蒸。"说明肺痨久嗽,劳热熏肺,肺阴大伤,进一步发展则成肺痿;它如内伤久咳,或经常喘哮发作,伤津耗气,亦可形成肺痿。

在肺痿的治法方面,《金匮要略·肺痿肺痈咳嗽上气病脉证并治》对肺痿的治疗原则也作了初步的探讨,认为应以温法治之。清·李用粹《证治汇补·胸膈门》说:"治宜养血润肺,养气清金。"喻嘉言《医门法律》对本病的理论认识和治疗原则作了进一步的阐述,此后,有的医家主张用他创制的清燥救肺汤治疗虚热肺痿。张璐在其《张氏医通·肺痿》按喻嘉言之论将肺痿的治疗要点概括为"缓而图之,生胃津,润肺燥,下逆气,开积痰,止浊唾,补真气",旨在"以通肺之小管,以复肺之清肃"。这些证治要点,理义精深,非常切合实用。

在肺痿的选方用药方面,《金匮要略》设甘草干姜汤以温肺中虚冷。唐·孙思邈《千金要方·肺痿门》指出虚寒肺痿可用生姜甘草汤、甘草汤,虚热肺痿可用炙甘草汤、麦门冬汤、白虎加人参汤,对《金匮要略》的治法,有所补充。清·李用粹《证治汇补·胸膈门》主张根据本病的不同阶段分别施治:"初用二地二冬汤以滋阴,后用门冬清肺饮以收功。"沈金鳌《杂病源流犀烛·肺病源流》进一步对肺痿的用药忌宜等作了补充,他说:"其症之发,必寒热往来,自汗,气急,烦闷多唾,或带红线脓血,宜急治之,切忌升散辛燥温热。大约此证总以养肺、养气、养血、清金降火为主。"可谓要言不烦。

二、病因病机

本病病因可分久病损肺和误治津伤两个方面,而以前者为主。病变机理为肺虚津气失于濡养所致。

(一)久病损肺

如痰热久嗽,热灼阴伤;或肺痨久嗽,虚热内灼,耗伤阴津;肺痈余毒未清,灼伤肺阴;或消渴津液耗伤;或热病之后,邪热伤津,津液大亏,以致热壅上焦,消灼肺津,变生涎沫,肺燥阴竭,肺失濡养,日渐枯萎。若大病久病之后,耗伤阳气;或内伤久咳,冷哮不愈,肺虚久喘等,肺气日耗,渐伤及阳;或虚热肺痿日久,阴伤及阳,亦可致肺虚有寒,气不化津,津液失于温摄,反为涎沫,肺失濡养,肺叶渐痿不用。此即《金匮要略》所谓"肺中冷"之类。

(二)误治津伤

因医者误治,滥用汗、吐、下等治法,重亡津液,肺津大亏,肺失濡养,发为肺痿。如《金匮要略·肺痿肺痈咳嗽上气病脉证并治》说:"热在上焦者,因咳为肺痿,肺痿之病……或从汗出,或从呕吐,或从消渴,小便利数,或从便难,又被快药下利,重亡津液,故得之。"

综上所述,本病总由肺虚,津气大伤,失于濡养,以致肺叶枯萎。其病位在肺,但与脾、胃、肾等脏腑密切相关。脾虚气弱,无以生化、布散津液,或胃阴耗伤,胃津不能上输养肺,土不生金,均可致肺燥津枯,肺失濡养;久病及肾,肾气不足,气化失司,气不化津,或因肾阴亏耗,肺失濡养,亦可发为肺痿。

因发病机理的不同,肺痿有虚热、虚寒之分。虚热肺痿,一为本脏自病所转归,一由失治误治,或它脏之病导致。因热在上焦,消亡津液,阴虚生内热,津枯则肺燥,肺燥且热,清肃之令不行,脾胃上输之津液转从热化,煎熬而成涎沫,或因脾阴胃液耗伤,不能上输于肺,肺失濡养,遂致肺叶枯萎。虚寒肺痿为肺气虚冷,不能温化布散脾胃上输之津液,反而聚为涎沫,复因治节无权,上虚不能制下,膀胱失于约束,而小便不禁。《金匮要略心典·肺痿肺痈咳嗽上气病》说:"盖肺为娇脏,热则气灼,故不用而痿;冷则气沮,故亦不用而痿也。遗尿,小便数者,肺金不用而气化无权,斯膀胱无制而津液不藏也。"指出肺主气化,为水之上源,若肺气虚冷,不能温化,固摄津液,由气虚导致津亏,肺失濡养,亦可渐致肺叶枯萎不用。

三、诊断

(1)有反复发作的特点。

(2)有肺系内伤久咳病史,如痰热久嗽,或肺痨久咳,或肺痈日久,或冷哮久延等。

(3)临床表现以咳吐浊唾涎沫、胸闷气短为主症。

四、病证鉴别

肺痿为多种慢性肺系疾病转化而来,既应注意肺痿与其他肺系疾病的鉴别,又要了解其相互联系。

(一)肺痈

肺痿以咳吐浊唾涎沫为主症,而肺痈以咳则胸痛,吐痰腥臭,甚则咳吐脓血为主症。虽然多为肺中有热,但肺痈属实,肺痿属虚,肺痈失治久延,可以转为肺痿。

(二)肺痨

肺痨主症为咳嗽,咳血,潮热,盗汗等,与肺痿有别。肺痨后期可以转为肺痿重症。

五、辨证

(一)辨证要点

主要辨虚热虚寒,虚热证易火逆上气,常伴咳逆喘息,虚寒证常见上不制下,小便频数或遗尿。

(二)辨证候

1.虚热证

咳吐浊唾涎沫,其质较黏稠,或咳痰带血,咳声不扬,甚则音哑,气急喘促,口渴咽燥,午后潮热,形体消瘦,皮毛干枯,舌红而干,脉虚数。

病机分析:肺阴亏耗,虚火内炽,肺失肃降,则气逆咳喘。热灼津液成痰,故咯吐浊唾涎沫,其质黏稠。燥热伤津,津液不能濡润上承,故咳声不扬,音哑,咽燥,口渴。阴虚火旺,灼伤肺络,则午后潮热,咯痰带血。阴津枯竭,内不能滋养脏腑,外不能充身泽毛,故形体消瘦,皮毛干枯。舌红而干,脉虚数,乃是阴枯热灼之象。

2.虚寒证

咯吐涎沫,其质清稀量多,不渴,短气不足以息,头眩,神疲乏力,食少,形寒,小便数,或遗尿,舌质淡,脉虚弱。

病机分析:肺气虚寒,气不化津,津反为涎,故咯吐多量清稀涎沫。阴津未伤故不渴。肺虚不能主气,则短气不足以息。脾肺气虚则神疲食少。清阳不升故头眩。阳不卫外则形寒。上虚不能制下,膀胱失约,故小便频数或遗尿。舌质淡,脉虚弱,皆属气虚有寒之征。

3.寒热夹杂证

虚热及虚寒症状可以同时出现,或虚热症状较多,或虚寒症状较多,如咳唾脓血,咽干口燥,同时又有下利肢凉,形寒气短等,即是上热下寒之证。其他情况亦可出现,可根据临床证候分析之。

六、治疗

(一)治疗要点

治疗总以补肺生津为原则。虚热证,治当生津清热,以润其枯;虚寒证,治当温肺益气,而摄涎沫。寒热夹杂证,治当寒热平调,温清并用。

临床以虚热证为多见,但久延伤气,亦可转为虚寒证。治应时刻注意保护津液,重视调理脾肾。脾胃为后天之本,肺金之母,培土有助于生金;肾为气之根,司摄纳,温肾可以助肺纳气,补上制下。不可妄投燥热之药,以免助火伤津,亦忌苦寒滋腻之品碍胃,切勿使用峻剂驱逐痰涎,犯虚虚之戒。

(二)分证论治

1.虚热证

治法:滋阴清热,润肺生津。

方药:麦门冬汤合清燥救肺汤加减。前方润肺生津,降逆下气,用于咳嗽气逆,咽喉干燥不利,咯痰黏浊不爽。后方养阴润燥,清金降火,用于阴虚燥火内盛,干咳痰少,咽痒气逆。

药用麦门冬滋阴润燥;太子参益气生津;甘草、大枣、粳米甘缓补中;伍入半夏下气降逆,止咳化痰,以辛燥之品,反佐润燥之功;桑叶、石膏清泄肺经燥热;阿胶、麦冬、胡麻仁以滋肺养阴;杏仁、枇杷叶可化痰止咳。

如火盛,出现虚烦、咳呛、呕逆者,则去大枣,加竹茹、竹叶清热和胃降逆。如咳吐浊黏痰,口干欲饮,则可加天花粉、知母、川贝母清热化痰。津伤甚者加沙参、玉竹以养肺津。潮热加银柴胡、地骨皮以清虚热,退蒸。

2.虚寒证

治法:温肺益气。

方药:甘草干姜汤或生姜甘草汤加减。前方甘辛合用,甘以滋液,辛以散寒。后方则以补脾助肺,益气生津为主。

药用甘草入脾益肺,取甘守津回之意;干姜温肺脾,使气能化津,水谷归于正化,则吐沫自止。肺寒不著者亦可改用生姜以辛散宣通,并取人参、大枣甘温补脾,益气生津。

另可加白术、茯苓增强健脾之功;尿频、涎沫多者加煨益智;喘息、短气可配钟乳石、五味子,另吞蛤蚧粉。

3.寒热夹杂证

治法:寒热平调,温清并用。

方药:麻黄升麻汤加减。本方温肺散寒与清热润肺并用,适合于寒热夹杂,肺失润降之咽喉不利,咳唾脓血等症。

药用麻黄、升麻以发浮热;用当归、桂枝、生姜以散其寒;用知母、黄芩寒凉清其上热;用茯苓、白术以补脾;用白芍以敛逆气;用葳蕤、麦冬、石膏、甘草以润肺除热。

七、单方验方

(1)紫河车1具,研末,每天1次,每服3 g,适用于虚寒肺痿。

(2)熟附块、淫羊藿、黄芪、白术、党参各9 g,补骨脂12 g,茯苓、陈皮、半夏各6 g,炙甘草4.5 g,用于虚寒肺痿。

(3)山药30 g,太子参15 g,玉竹15 g,桔梗9 g,用于肺痿气虚津伤者。

(4)百合30 g煮粥,每天1次,适用于虚热肺痿。

(5)银耳15 g,冰糖10 g,同煮内服,适用于虚热肺痿。

(6)冬虫夏草10~15 g,百合15 g,鲜胎盘半个,鲜藕50 g,隔水炖服,隔天1次,连服10~15次为一疗程。

(7)新鲜萝卜500 g,白糖适量。将萝卜洗净切碎,用洁净纱布绞取汁液,加白糖调服。每天1次,常服。

八、中成药

(一)六味地黄丸

1.功能与主治

滋阴补肾。用于虚热肺痿。

2.用法与用量

口服,一次 8 粒,每天 3 次。

(二)金匮肾气丸

1.功能与主治

温补肾阳。用于虚寒肺痿。

2.用法与用量

口服,一次 8 粒,每天 3 次。

(三)补中益气口服液

1.功能与主治

补中益气,升阳举陷。用于肺痿脾胃气虚,见发热、自汗、倦怠等症者。

2.用法与用量

口服,一次 1 支,每天 3 次。

(四)参苓白术散

1.功能与主治

益气健脾,和胃渗湿。用于肺痿脾胃虚弱,见食少便溏,或吐或泻,胸脘胀闷,四肢乏力等症者。

2.用法与用量

口服,一次 5 g,每天 3 次。

(五)琼玉膏

1.功能与主治

滋阴润肺,降气安神。用于虚热肺痿。

2.用法与用量

口服,一次 1 勺,每天 2 次。

九、其他疗法

艾条点燃,对准足三里穴,并保持一定距离,使局部有温热感、皮肤微红为度。艾灸时间一般为 10～15 分钟,每天 1 次。用于虚寒肺痿。

第四节 肺 癌

一、定义

肺癌是指起源于支气管黏膜或肺泡细胞的恶性肿瘤。以咳嗽、咯血、发热、胸痛、气急为主要症状,晚期可能伴有肺外症状。

二、历史沿革

在中医古文献中未见肺癌的病名,但有不少类似肺癌的记载。根据本病的临床表现,肺癌可归属于中医学"咳嗽""咯血""胸痛""肺痈""肺痿""虚劳""痰饮"等范畴。古医籍中又有"肺积""息贲""肺壅"等称谓。

中医学早在春秋战国时期就对类似肺癌症状中的咳嗽咯血气急作了描述,《素问·咳论篇》曰:"肺咳之状,咳而喘息有音,甚则唾血。"《素问·玉机真脏论篇》曰:"大骨枯槁,大肉陷下,胸中气满,喘息不便,内痛引肩项,身热,脱肉破䐃,真脏见,十月之内死。"此描述极似肺癌晚期咳嗽、胸痛、发热诸症危重及恶病质状态。到了《难经》时,提出了与西医学肺癌相似的中医病名息贲,并明确了它的病位和症状,《难经·五十六难》谓"肺之积,名曰息贲,在右胁下,覆大如杯,久不已,令人洒渐寒热,喘咳,发肺壅"。

汉代张仲景描述的肺痿症状、病机和治法方药,以及采用养阴、甘温法治疗"肺痿",对肺癌的病机证治具有指导意义。《金匮要略·肺痿肺痈咳嗽上气病脉证治七》云:"肺痿吐涎沫而不咳者,其人不渴,必遗尿,小便数……此为肺中冷,必眩,多涎唾,甘草干姜汤以温之……大逆上气,咽喉不利,止逆下气者,麦门冬汤主之。"

宋代《济生方》对息贲的临床表现有了更详细的描述,如《济生方·积聚论治》云:"息贲之状,在右胁下大如覆杯,喘息奔溢,是为肺积,诊其脉浮而毛,其色白,其病气逆背痛,少气喜忘,目瞑肤寒,皮中时痛,或如虱缘,或如针刺。"并提出息贲汤治疗肺积,定喘丹用于久咳喘促,经效阿胶丸治劳嗽咳血等具体方药。宋代《普济方》书中则载有治疗息贲、咳嗽喘促、胸胁胀满、咳嗽见血、胸膈壅闷、呕吐痰涎、面黄体瘦等肺癌常见症的方药。

金元时期李杲治疗肺积的息贲丸,所治之症"喘息气逆,背痛少气"类似肺癌症状。

明代张景岳《景岳全书·虚损》云："劳嗽,声哑,声不能出,或喘息气促者,此肺脏败也,必死。"此描述与晚期肺癌纵隔转移压迫喉返神经而致声嘶等临床表现相似,并指出其预后不良。

清代沈金鳌所著《杂病源流犀烛》对肺癌的病因病机和治疗都有了详细的记载,书中提到:"邪积胸中,阻塞气道,气不得通,为痰……为血,皆邪正相搏,邪既胜,正不得制之,遂结成形而有块""息贲,肺积病也……皆由肺气虚,痰热壅结也,宜调息丸、息贲丸,当以降气清热,开痰散结为主。"

总之,宋以前,古人对肺癌的症状、病机、辨证分型、方药已有初步认识;宋元明清,对肺癌的症状、病机、辨证分型、治法方药等均有广泛而深入的研究,其形成的理论与积累的经验对于今天我们研究肺癌有一定的指导意义。

三、病因病机

本病病位在肺,与脾肾密切相关,《素问·五脏生成篇》谓"诸气者,皆属于肺"。或因禀赋,或因六淫,或因饮食,或因邪毒,导致肺失宣降,气机不利,血行瘀滞,痰浊内生,毒邪结聚而成。

(一)正气亏虚

禀受父母之先天不足,或后天失养,肺气亏虚,宣降失常,邪毒乘虚而入,客邪留滞,肺气贲郁,脉络阻塞,痰瘀互结而成肺积。如《活人机要》云:"壮人无积,虚人则有之。"《医宗必读》谓:"积之成也,正气不足,而后邪气踞之。"

(二)情志失调

七情内伤,气逆气滞,而气为血帅,气机逆乱,血行瘀滞;或思虑伤脾,脾失健运,聚湿生痰,痰贮于肺,肺失宣降,气滞血瘀,痰凝毒聚,局部结而成块。诚如《素问·举痛论篇》说:"悲则心系急,肺布叶举,而上焦不通,荣卫不散……思则心有所存,神有所归,正气留而不行,故气结矣。"

(三)外邪犯肺

肺为娇脏,喜润而恶燥,燥热之邪最易伤肺,加之长期吸烟,"烟为辛热之魁",燥热灼阴,火邪刑金,炼液为痰,形成积聚;或邪毒侵肺,肺为气之主,通于喉,开窍于鼻,直接与外环境相通,如废气、矿尘、石棉和放射性物质等邪毒袭肺,则肺之宣降失司,肺气郁滞不行,气滞血瘀,毒瘀结聚,日久而成癌瘤。清代吴澄《不居集》云:"金性喜清润,润则生水,以滋脏腑。若本体一燥,则水源渐竭,火无所制,金受火燥,则气自乱而咳嗽,嗽则喉干声哑,烦渴引饮,痰结便闭,肌肤枯燥,形神虚委,脉必虚数,久则涩数无神。"

(四)饮食所伤

《素问·痹论篇》曰:"饮食自倍,肠胃乃伤。"脾为生痰之源,脾虚则水谷精微不能生化输布,致湿聚生痰,肺为贮痰之器,痰浊留于水之上源,阻滞肺络,痰瘀为患,结于胸中,肿块渐成。

本病的发病与痰、热、虚密切相关。肺失宣降,脾失健运,痰浊内生;"肺为娇脏,喜润而恶燥",肺肾阴虚,肺叶失润,或"肺热叶焦";肺气不足,肺脾肾虚,痰热互结,终成本病。

四、诊断

(一)发病特点

肺癌发病呈现城市化,中老年人多见,但近年来,发病年龄呈下降趋势,肺癌年轻化、女性化的趋势日益明显。与吸烟呈明显的相关性。本病起病缓慢,病情呈进行性加重,常因早期症状隐匿和缺少特异性而失治误治,延误时机。

(二)临床表现

肺癌的临床表现包括肺部和肺外两方面的症状和体征。

1. 肺内症状

咳嗽通常为肺癌较早出现的症状,患者可有干咳或咳吐少量黏稠白痰,或剧咳,热毒犯肺时可咳吐脓痰;咯血和血痰多为间断性反复少量血痰,血多于痰,色鲜红,偶见大咯血;胸痛早期通常表现为不定时的胸闷,压迫感或钝痛,有些患者难以描述疼痛的性质和部位,痛无定处,甚则胸痛剧烈或痛无缓解。有的周围型肺癌患者以胸胁痛,肩背痛,上肢痛等为首发症状;气急主要表现为活动后气急,肺癌晚期淋巴结转移压迫大支气管或隆突及弥漫性肺泡癌、胸腔积液、心包积液等则气急症状更为明显;发热多为肿瘤压迫或阻塞支气管后引起肺部感染,也可由于癌肿坏死毒素吸收而引起癌性发热,抗感染治疗效果不明显。

2. 肺外表现

主要是由于肿块压迫、侵犯邻近的组织、器官,远处转移及副癌综合征,如"类癌综合征""柯兴综合征""异位生长激素综合征""异位甲状旁腺综合征""异位促性腺激素综合征""肺性关节炎"等。

(三)影像学检查

肺部的 X 线、CT 及 MRI 的应用,使肺癌的定位及分期诊断有了很大的提高。

(四)细胞病理学诊断

包括痰液、纤维支气管镜刷检物、支气管吸出液及灌洗液、各种穿刺物的细胞学检查,是确诊肺癌的重要方法。经皮肺穿术可行细胞学或病理学诊断。

(五)血清学检查

目前仍在寻找对于肺癌敏感性高、特异性强的生物标志物,如单克隆抗体诊断肺癌及对肺癌患者染色体、癌基因的研究等。部分患者血清癌胚抗原(CEA)呈阳性。

五、鉴别诊断

(一)肺痨

肺痨与肺癌两者病位均在肺,均可见咳嗽、咯血、胸痛、消瘦。但肺癌还见气急,是在正气亏虚的基础上,气郁、瘀血、痰湿、邪毒互相搏结而成,病情发展迅速,难以治愈。肺痨病情发展缓慢,还可见潮热、盗汗,它是一种慢性传染性疾病,其病理主要是阴虚火旺。

(二)肺胀

肺胀是因咳嗽、哮喘等证日久不愈,肺脾肾虚损,气道滞塞不利,出现以胸中胀满,痰涎壅盛,上气咳喘,动辄加剧,甚则面色晦暗,唇舌发绀,颜面四肢浮肿,病程缠绵,经久难愈为特征的疾病。肺癌之气喘肿胀之症虽然可见,但不是必具之症,病程较短,发展迅速,预后不良。

(三)喘证

喘证是以气息迫促为主要临床表现的一类疾病。作为一个症状,喘息可以出现在许多急、慢性疾病的过程中,多呈反复发作,经治症状缓解。肺癌的主要症状中包括喘息气急,伴有咳嗽、咯血、发热、胸痛等症,经有效抗癌治疗或可缓解,但预后不良。

六、辨证

(一)辨证要点

1.辨咳嗽

咳嗽是肺癌患者主要症状,咳而声低气怯者属虚;洪亮有力者属实。晨起咳嗽阵发加剧,咳嗽连声重浊,多为痰浊咳嗽;午后、黄昏咳嗽加重,或夜间时有单声咳嗽,咳声轻微短促者,多属肺燥阴虚;夜卧咳嗽较剧,持续难已,短气乏力者,多为气虚或阳虚咳嗽。

2.辨咳痰

从痰可知疾病的盛衰及病邪虚实。痰少或干咳无痰者多属燥热、阴虚;痰多者常属痰湿、痰热、虚寒。痰白而稀薄者属风、属寒;痰黄而稠者属热;痰白而稠厚者属湿。

3.辨咯血

咯血色鲜红、质地黏稠者,为实热证;血色淡红、质地清稀者,为虚证、寒证;血色暗红、夹有血块者,为瘀血。

4.辨胸痛

胸痛突然,且剧烈难忍者,多属实证;起病缓慢,呈隐痛、绵绵而痛,且时间长久者,多为虚证。胀痛窜痛为气滞;针刺刀割样疼痛为血瘀。

5.辨气急

气急或兼哮鸣,咳嗽痰白清稀,属寒;气急或兼哮鸣,咳嗽黄痰,或发热,属热;气急,胸闷痰鸣,痰多白黏或带泡沫状,为痰盛。喘促气短,言语无力,咳声低微,自汗怕风,为肺气虚;喘促日久,呼多吸少,动则喘息更甚,气不得续,汗出肢冷,畏寒,为肾气虚。

6.辨发热

发热,或高或低,劳累发作或加重,为气虚发热;午后潮热,或夜间发热,手足心热,为阴虚发热;发热欲近衣,四肢不温,为虚阳外越;发热,热势随情绪变化起伏,烦躁易怒,为气郁发热;午后或夜晚发热,或身体局部发热,但欲漱水不欲咽,为瘀血发热;低热,午后热甚,身热不扬,为湿郁发热。

(二)证候

1.肺郁痰瘀

症状:咳嗽不畅,咳痰不爽,痰中带血,胸胁背痛,胸闷气急,唇紫口干,便秘,舌暗红,有瘀斑或瘀点,苔白或黄,脉弦滑。

病机分析:肺主气,司呼吸,邪毒外侵,肺气郁闭,失于宣降,气机不利,血行瘀滞,痰浊内生,毒邪结聚于肺而成本病。肺气郁闭,失于宣降,痰浊凝聚则咳嗽不畅,咳痰不爽,胸闷气急;肺朝百脉,主治节,气滞血瘀,迫血妄行,损伤肺络,则痰中带血;气滞血瘀,不通则痛,故胸胁背痛;肺失宣降,津液失布,气机不畅故口干便秘;唇紫,舌暗,瘀斑(点)皆为血瘀之征;舌红,苔白或黄,脉弦滑皆为气郁痰阻之象。

2.脾虚痰湿

症状:咳嗽痰多,咳痰稀薄,胸闷气短,疲乏懒言,纳呆消瘦,腹胀便溏,舌淡胖,边有齿痕,舌苔白腻,脉濡、缓、滑。

病机分析:脾气亏虚,失于运化,痰湿内生,上渍于肺故咳嗽痰多,咳痰稀薄;脾不健运,机体失养,故疲乏懒言,纳呆消瘦,腹胀便溏;脾失运化,痰湿内生,贮存于肺,肺失宣降,故胸闷气短;舌淡胖,边有齿痕,舌苔白腻,脉濡缓滑均为肺脾气虚夹痰湿的表现。

3.阴虚痰热

症状:咳嗽痰少,干咳无痰,或痰带血丝,咳血,胸闷气急,声音嘶哑,潮热盗汗,头晕耳鸣,心烦口干,尿赤便结。舌红绛,苔花剥或舌光无苔,脉细数无力。

病机分析:肺阴亏虚,肺失濡润,虚热内生,肺气上逆,故咳嗽痰少,干咳无痰,胸闷气急;肺阴不足,清肃不行,阴虚火旺,火灼肺络故痰带血丝,咳血;肺阴亏虚,津液不布,肠道失养,故口干便结;潮热盗汗,头晕耳鸣,心烦尿赤均为阴虚内热之征;舌红绛,苔花剥或舌光无苔,脉细数无力为阴虚内热的表现。

4.气阴两虚

症状:干咳少痰,咳声低微,或痰少带血,面色萎黄暗淡,唇红,神疲乏力,口干短气,纳呆肉削,舌淡红或胖,苔白干或无苔,脉细。

病机分析:咳声低微,神疲乏力,面色萎黄暗淡,短气,纳呆肉削为肺脾气虚之征;干咳少痰,或痰少带血,唇红口干,则属肺阴虚内热的表现;舌淡红或胖,苔白干或无苔,脉细亦为气阴两虚之征。

七、治疗

(一)治疗原则

1.宣肺化痰为主

本病为各种原因致肺失宣降,气不利,痰浊内生而成。因此宣肺化痰为治疗的基本原则。

2.治痰勿忘健脾

肺为贮痰之器,故治痰以治肺为主。而脾为生痰之源,故治痰常兼健脾。

3.益气养阴勿忘滋肾

本病病久,伤及气阴,穷必及肾,引起肾阴亏损,肺叶失润,肺叶干焦,故益气养阴勿忘滋肾。

(二)治法方药

1.肺郁痰瘀

治法:宣肺理气,化痰逐瘀。

方药:苇茎汤加减。方中苇茎甘寒轻浮,清肺泻热,冬瓜仁化痰排脓,桃仁活血行瘀,薏苡仁清肺破毒肿。四药合用,共成清肺化痰,逐瘀排脓之功。加用浙贝母、猫爪草、山慈姑等化痰散结;桃仁、三七活血通络。

胸胁胀痛者加制乳香、制没药、延胡索;咯血者重用仙鹤草、白茅根、旱莲草;痰瘀发热者加金银花、连翘、黄芩。

2.脾虚痰湿

治法:健脾燥湿,理气化痰。

方药:六君子汤加减。方中党参、茯苓、白术、甘草健脾益气;半夏、陈皮祛痰化湿;浙贝母、猫爪草、山慈姑、生牡蛎、壁虎等豁痰散结。

痰涎壅盛者加牛蒡子;肢倦思睡者加人参、黄芪。

3.阴虚痰热

治法:滋肾清肺,化痰散结。

方药:百合固金汤加减。方中百合、生熟地滋养肺肾阴液;麦门冬助百合以养肺阴,清肺热,玄参助生熟地以益肾阴,降虚火;当归、芍药养血和营;贝母、桔梗散结化痰止咳;甘草调和诸药。

若咳血甚者,加侧柏叶、仙鹤草、白茅根以凉血止血;淋巴结转移者,加用白花蛇舌草、夏枯草等以加强散结之力;五心烦热者加知母、丹皮、黄柏以清热养阴;口干欲饮者加天花粉、天门冬益肺胃之阴;大便干结者加生地、火麻仁润肠通便。

4.气阴两虚

治法:益气养阴,化痰散结。

方药:大补元煎加减。方中人参大补元气,熟地、当归滋阴补血,人参与熟地相配,即是景岳之两仪膏,善治精气大耗之证;枸杞子、山茱萸滋补肝肾;杜仲温补肾阳;甘草助补益而和诸药。诸药配合,能大补真元,益气养阴,故景岳曾称此方为"救本培元第一要方"。加用浙贝母、猫爪草、山慈姑等化痰散结;桃仁、三七活血通络。

面肢浮肿者加葶苈子、郁金行气利水;神志昏蒙者加全蝎、蜈蚣攻毒通络。

(三)其他治法

1.古方

(1)息贲汤:半夏、吴茱萸、桂心、人参、桑白皮(炙)、葶苈(炒)。治肺之积,在右胁下,大如覆杯,久久不愈,病洒洒寒热,气逆喘咳,发为肺痈。

(2)定喘丹:杏仁、马兜铃、蝉蜕、煅矾。上件为末,蒸枣肉为丸,如葵子大,每服六七丸,临睡用葱白泡茶放冷送下。治男子妇人,久患咳嗽,肺气喘促,倚息不得睡卧。

(3)经效阿胶丸:阿胶、生地、卷柏叶、山药、大蓟根、五味子、鸡苏、柏子仁、人参、茯苓、百部、防风、远志、麦门冬。上为细末,炼蜜为丸,如弹子大,每服一丸,细嚼,浓煎小麦汤或麦门冬汤咽下。治劳嗽,并咳血唾血。

(4)息贲丸:厚朴、黄连、干姜、白茯苓、川椒、紫菀、川乌、桔梗、白豆蔻、陈皮、京三棱、天门冬、人参、青皮、巴豆霜。上除茯苓、巴豆霜各另研旋入外,为细末和匀,炼蜜丸,梧桐子大。治肺积,名息贲,在右胁下,大如覆杯,喘息气逆,背痛少气,喜忘目瞑,皮寒时痛。久不已,令人洒淅寒热喘嗽,发为肺壅,其脉浮而毛。

2.中成药

(1)参一胶囊:由人参皂苷 Rg_1 单一成分组成。有培元固本,补益气血的功效。与化疗配合用药,有助于提高原发性肺癌、肝癌的疗效,可改善肿瘤患者的气虚症状,提高机体免疫功能。饭前空腹口服,每次 2 粒,每天 2 次,连续 2 个月为 1 个疗程。

禁忌:有出血倾向者忌用。

注意事项:火热证或阴虚内热证者慎用。

(2)鹤蟾片:由仙鹤草、干蟾皮、浙贝母、半夏、天门冬、人参、葶苈子组成。具有解毒除痰,凉血祛瘀,消癥散结之功效。适用于原发性支气管肺癌,肺部转移癌,能够改善患者的主观症状和体征,提高患者生存质量。每次 6 片,每天 3 次,温开水送服。

(3)小金丹:由麝香、当归、木鳖子、草乌、地龙、乳香、没药、墨炭、白胶香、五灵脂、马钱子组成,有散结消肿,化瘀止痛的功效。用于痰气凝滞所致的瘰疬、瘿瘤、乳岩、乳癖,症见肌肤或肌肤下肿块一处或数处,推之能动,或骨及骨关节肿大、皮色不变、肿硬作痛。每次 1.2～3 g,每天2 次,小儿酌减。

(4)梅花点舌丹:雄黄、牛黄、熊胆、冰片、硼砂、血竭、葶苈子、沉香、乳香、没药、麝香、珍珠、蟾酥、朱砂组成。能清热解毒,消肿止痛。用于火毒内盛所致的疔疮痈肿初起、咽喉牙龈肿痛、口舌生疮。口服,每次 3 粒,每天 1～2 次外用,用醋化开,敷于患处。

3.针灸

(1)体针处方:以手太阴肺经腧穴和肺的俞、募穴为主。肺俞、中府、太渊、孔最、膏肓、丰隆、足三里。

方义:病变在肺,按俞募配穴法取肺俞、中府调理肺脏气机、宣肺化痰;孔最为手太阴郄穴,配肺俞可宣通肺气;太渊为肺经原穴,本脏真气所注,配肺俞可宣肺化痰。膏肓为主治诸虚百损之要穴,具有理肺补虚之效。丰隆为豁痰散结要穴,加胃经合穴足三里,意在培补后天之本,培土生金,诸穴合用可收祛邪化痰、益气宣肺之功。

辨证配穴:肺郁痰瘀证加膻中、三阴交行气活血,健脾化痰。脾虚痰湿证加脾俞、阴陵泉健脾利湿化痰。阴虚痰热证加尺泽、然谷,肺经合穴尺泽,配肾经荥穴然谷,可清虚热而保阴津。气阴两虚加太溪、气海益气养阴。

随症配穴:胸痛加膻中、内关宽胸理气;胁痛加支沟、阳陵泉疏利少阳;咽喉干痒加照海滋阴利咽;痰中带血加鱼际清肺止血;咯血者,加阴郄、地机;盗汗加阴郄、复溜滋阴敛汗;肢体浮肿、小便不利加阴陵泉、三阴交健脾利湿。肺癌放化疗后呕吐、呃逆加内关、膈俞;肺癌放化疗后白细胞减少加大椎、膈俞。

刺灸方法:常规针刺,平补平泻为主,虚证加灸。胸背部穴位不宜刺深。

(2)耳针:肺、气管、大肠、胸、肝、脾、神门、耳轮 4～6 反应点。针双侧,用中等刺激,留针10～20 分钟,或用王不留行籽贴压。每天 1 次。

(3)穴位注射:大椎、风门、肺俞、膏肓、丰隆、足三里。每次取 2～4 穴,用胎盘针、胸腺肽等药,注射量根据不同的药物及具体辨证而定。局部常规消毒,在选定穴位处刺入,待局部有酸麻或胀感后再将药物注入。隔天 1 次。

(4)拔罐:肺俞、膈俞、风门、膏肓。留罐 5 分钟,隔天 1 次。

(5)穴位贴敷:用白芥子、甘遂、细辛、丁香、川芎等研末调糊状,贴大椎、肺俞、膏肓、身柱、脾俞、膈俞等,用胶布固定,保留至皮肤发红,每星期 1 次,3 次为1 个疗程。尤适用于放化疗后。

(6)挑治:多用于实证,取胸区点、椎环点、背区点以及压痛点、痧点挑治。

4.蟾酥膏外治

蟾酥、生川乌、重楼、红花、莪术、冰片等组成,制成布质橡皮膏,外贴痛处,一般 15～30 分钟起效,每6 小时更换 1 次,可连用1～3 天。

111

八、转归及预后

本病初起者,肺气郁滞,络脉受损,常因邪毒、痰湿为患,以实为主,机体正气尚强,通过调治,病情或可好转;若未控制,邪毒伤正,肺脾气虚,遏邪乏权,邪毒可进一步向肺外传变,或流窜于皮下肌肤,或流注于脏腑筋膜,或着于肢节骨骼,淫髓蚀骨,或邪毒上扰清窍,甚至蒙蔽清窍。虚损加重,耗气伤阴,见面削形瘦、"大肉尽脱"等虚损衰竭之症,常预示着患者已进入生命垂危阶段。此外,"痰热"常为肺癌病理演变的一个侧面,其机制是多因痰瘀化热所致。一旦出现这种转化,临床治疗时,必须采取截断方法,以求得热象迅速控制,以阻断病情的急剧恶化。本病变证较多,常见变证有血证(咯血)、虚劳、喘证等。

肺癌的预后相对较差,其与组织学类型、病程与分期、肿瘤的部位、有无转移、患者的年龄及机体的免疫状态、综合治疗、精神、饮食等因素有关。近 20 年来,中国肺癌病死率在全部恶性肿瘤中上升幅度最大,在大中城市已居首位。约 80% 患者在诊断后一年内死亡,中位生存期一般在 6 个月左右,肺癌总的 5 年生存率只有 5%～10%,疗效尚不满意。

九、预防与护理

预防主要在于戒烟,防止空气污染,尤其是致癌物质的污染,改善劳动条件。对有职业性接触致病因素者及高发区人群进行定期健康检查。饮食方面注意营养均衡,防止过食辛燥之品伤及肺阴。慎起居,避风寒,适当锻炼,增强机体抵抗外邪的能力。

肺癌的护理首先是调理情志,涵养性情,做到"恬淡虚无,精神内守",保持乐观积极健康的心理状态,并积极配合治疗。科学的生活包括调饮食,益脾胃;慎起居,适气候;练体魄,避邪气等方面。要防止饮食不节和偏嗜,注意五味既可养人亦可伤人的辩证观,使饮食多样化,五谷杂粮合理调配,果蔬之类,注意摄取,素食、荤食,适度调整;起居有常,不妄作劳。"动""静"结合,"劳""逸"适度。采取适合自身的多样化的锻炼方式,如体育活动、健身操、气功、太极拳、舞蹈等,择其乐而从之,并要"练身"与"练心"有机结合,持之以恒。注意适应气候变化以"避邪气";戒烟酒,避免不良环境的影响。

脾胃系病证

第一节　呕　　吐

　　呕吐是指胃失和降,气逆于上,胃内容物经食管、口腔吐出的一类病证。古代医家认为呕吐有别,谓"有物有声为呕""有物无声为吐"。但呕与吐常同时发生,很难截然分开,故并称为呕吐。呕吐可见于多种急慢性病证中,本篇讨论的是以呕吐为主症的病证。干呕、恶心病机相同,只是轻重有别,故合入本篇讨论。

　　《黄帝内经》对呕吐的病因论述颇详。如《素问·举痛论》曰:"寒气客于肠胃,厥逆上出,故痛而呕也。"《素问·六元正纪大论》曰:"火郁之发,民病呕逆。"《素问·至真要大论》曰:"诸呕吐酸,暴注下迫,皆属于热";"厥阴司天,风淫所胜……食则呕";"少阴之胜……炎暑至……呕逆";"燥淫所胜……民病喜呕,呕有苦";"太阴之复,湿变乃举,体重中满,食饮不化,阴气上厥……呕而密默,唾吐清液。"认为呕吐可由寒气、火热、湿浊等引起。另外,还指出呕吐与饮食停滞有关,对肝、胆、脾在呕吐发生中的作用等都有论述,奠定了本病的理论基础。

　　在治疗上古代医家创立了许多至今行之有效的方剂,并指出呕吐有时是机体排除胃中有害物质的反应,如《金匮要略·呕吐哕下利病脉证治》曰:"夫呕家有痈脓,不可治呕,脓尽自愈。"《金匮要略·黄疸病脉证并治》曰:"酒疸,心中热,欲吐者,吐之愈。"这类呕吐常由痰水、宿食、脓血所致,不可止呕,邪去呕吐自止。

　　西医学的急慢性胃炎、胃黏膜脱垂症、贲门痉挛、幽门梗阻、十二指肠壅积症、肠梗阻、肝炎、胰腺炎、胆囊炎、尿毒症、颅脑疾病以及一些急性传染病等,当以呕吐为主要表现时,可参考本节辨证论治。

一、病因病机

　　胃主受纳和腐熟水谷,其气主降,以下行为顺,若邪气犯胃,或胃虚失和,气逆而上,则发生呕吐。《圣济总论·呕吐》曰:"呕吐者,胃气上逆而不下也。"

(一)外邪犯胃

感受风寒湿燥火之邪,或秽浊之气,邪犯胃腑,气机不利,胃失和降,水谷随逆气上出,发生呕吐。正如《古今医统大全·呕吐哕》所言:"无病之人卒然而呕吐,定是邪客胃府,在长夏暑邪所干,在秋冬风寒所犯。"由于感邪不同,正气之盛衰,体质之差异,胃气之强弱,外邪所致的呕吐,常因性质不同而表现各异,以寒邪致病居多。

(二)饮食不节

暴饮暴食,温凉失宜,或过食生冷油腻不洁之物,皆可伤胃滞脾,食滞内停,胃失和降,胃气上逆,发生呕吐。如《重订严氏济生方·呕吐论治》所曰:"饮食失节,温凉失调,或喜餐腥脍乳酪,或贪食生冷肥腻,露卧湿处,当风取凉,动扰于胃,胃既病矣,则脾气停滞,清浊不分,中焦为之痞塞,遂成呕吐之患焉。"

(三)情志失调

恼怒伤肝,肝失条达,横逆犯胃,胃失和降,胃气上逆;或忧思伤脾,脾失健运,食停难化,胃失和降,亦可致呕。《景岳全书·呕吐》云:"气逆作呕者,多因郁怒致动肝气,胃受肝邪,所以作呕。"

(四)脾胃虚弱

脾胃素虚,病后体虚,劳倦过度,耗伤中气,胃虚不能受纳水谷,脾虚不能化生精微,停积胃中,上逆成呕。《古今医统大全·呕吐哕》谓:"久病吐者,胃气虚不纳谷也。"若脾阳不振,不能腐熟水谷,以致寒浊内生,气逆而呕;或热病伤阴,或久呕不愈,以致胃阴不足,胃失濡养,不得润降,而成呕吐。如《证治汇补·呕吐》所谓:"阴虚成呕,不独胃家为病,所谓无阴则呕也。"

(五)其他因素

误食毒物或使用化学药物,伤及胃肠,加之情志因素及饮食调养失当,导致脾胃进一步损伤,脾胃虚弱、升降失常而出现恶心呕吐,脘腹胀满,纳呆,体倦乏力等症;后天之本受损,则气血化源不足,日久气阴亏虚。

呕吐的病因是多方面的,外感六淫,内伤饮食,情志不调,脏腑虚弱均可致呕。且常相互影响,兼杂致病。如外邪可以伤脾,气滞可致食停,脾虚或可成饮,故临床当辨证求因。

呕吐病位在胃,与肝、脾相关。胃气之和降,有赖于脾气的升清运化以及肝气的疏泄条达,若脾失健运,则胃气失和,升降失职;肝失疏泄,则气机逆乱,胃失和降,均可致呕吐。

呕吐实者由外邪、饮食、痰饮等邪气犯胃,致胃失和降,气逆而发;虚者由气虚、阳虚、阴虚等正气不足,使胃失温养、濡润,胃气不降所致。一般说来,初病多实,呕吐日久,损伤脾胃,中气不足,由实转虚。基本病机在于胃失和降,胃气上逆。《景岳全书·呕吐》云:"呕吐一证,最当详辨虚实,实者有邪,去其邪则愈;虚者无邪,则全由胃气之虚也。所谓邪者,或暴伤寒凉,或暴伤饮食,或因胃火上冲,或因肝气内逆,或以痰饮水气聚于胸中,或以表邪传里,聚于少阳阳明之间,皆有呕证,此皆呕之实邪也。所谓虚证,或其本无内伤,又无外感,而常为呕吐者,此既无邪,必胃虚也。或遇微寒,或遇微劳,或遇饮食少有不调,或肝气微逆,即为呕吐者,总胃虚也。"

二、诊断

(1)以呕吐食物、痰涎、水液诸物为主症,每天数次不等,持续或反复发作,常兼有脘腹不适,恶心纳呆,泛酸嗜杂等症。

(2)起病或急或缓,常有先恶心欲吐之感,多由气味、饮食、情志、冷热等因素而诱发,或因服用化学药物,误食毒物而致。

三、相关检查

(1)胃镜、上消化道钡餐透视可了解胃、十二指肠情况。

(2)血常规、血尿淀粉酶、腹部B超对确定胰腺及胆囊病变的性质有意义。

(3)腹部透视、头部CT或MRI以了解有无肠梗阻、颅脑占位性病变。

(4)若患者面色萎黄,呕吐不止,伴有尿少、浮肿,应及时检查肾功能,以确诊肾功能不全所致呕吐。

(5)育龄期妇女,应作尿液检查,查妊娠实验。

(6)呕吐不止,需检查电解质,了解有无电解质紊乱。

四、鉴别诊断

(一)反胃

反胃多系脾胃虚寒,胃中无火,难于腐熟,食入不化所致。表现为食饮入胃,滞停胃中,良久尽吐而出,吐后转舒,即古人称"朝食暮吐,暮食朝吐"。而呕吐是以有声有物为特征,病机为邪气干扰,胃虚失和所致。实者食入即吐,或不食亦吐,并无规律,虚者时吐时止,但多吐出当日之食。

（二）霍乱

急性呕吐当与霍乱鉴别。急性呕吐以呕吐为主，不伴腹泻；而霍乱则上吐下泻，或伴有腹痛如绞，吐泻剧烈者可出现肢冷、脉沉等危象。

（三）噎膈

呕吐与噎膈，皆有呕吐的症状。然呕吐之病，进食顺畅，吐无定时。噎膈的病位在食管，呕吐的病位在胃。噎膈之病，进食哽噎不顺或食不得入，或食入即吐，甚者因噎废食。呕吐大多病情较轻，病程较短，预后尚好。而噎膈多病情深重，病程较长，预后欠佳。

五、辨证要点

（一）辨可吐不可吐

降逆止呕为治疗呕吐的正治之法，但人体在应激反应状态下会出现保护性的呕吐，使胃内有害物质排出体外，不需要运用止吐的方法。如胃有痰饮、食滞、毒物、痈脓等有害之物发生呕吐时，不可见呕止呕，因这类呕吐可使邪有出路，邪去则呕吐自止。甚至当呕吐不畅时，尚可用探吐之法，切不可降逆止呕，以免留邪，与应该止吐之证区别清楚。

（二）辨实与虚

因外邪、饮食、七情因素，病邪犯胃所致，发病急骤，病程较短，呕吐量多，呕吐物多酸腐臭秽，或伴有表证，脉实有力，多为实证；因脾胃虚寒，胃阴不足而成，起病缓慢，病程较长，呕而无力，时作时止，吐物不多，酸臭不甚，常伴有精神萎靡，倦怠乏力，脉弱无力，多为虚证。

（三）辨呕吐物

吐物的性质常反映病变的寒热虚实、病变脏腑等。如酸腐难闻，多为食积内腐；黄水味苦，多为胆热犯胃；酸水绿水，多为肝气犯胃；痰浊涎沫，多为痰饮中阻；泛吐清水，多属胃中虚寒，或有虫积；黏沫量少，多属胃阴不足。

（四）辨可下与禁下

呕吐之病不宜用下法，病在胃不宜攻肠，以免引邪内陷。且呕吐尚能排除积食、败脓等，若属虚者更不宜下，兼表者下之亦误。所以，仲景有"患者欲吐者不可下之"之训。但若确属胃肠实热，大便秘结，腑气不通，而致浊气上逆，气逆作呕者，可用下法，通其便，折其逆，使浊气下行，呕吐自止。

六、治疗

呕吐的治疗原则以和胃降逆为主。实者重在祛邪,根据病因分别施以解表、消食、化痰、降气之法,辅以和胃降逆之品,以求邪去胃安呕止。虚者重在扶正,分别施以益气、温阳、养阴之法,辅以降逆止呕之药,以求正复胃和呕止之功。虚实夹杂者,应适当兼顾治之。

(一)实证

1.外邪犯胃

主证:发病急骤,突然呕吐。

兼次证:常伴发热恶寒,头身疼痛,或汗出,头身困重,胸脘满闷,不思饮食。

舌脉:苔白;脉濡缓。

分析:外感风寒之邪,或夏令暑秽浊之气,动扰胃腑,浊气上逆,故突然呕吐,胸脘满闷,不思饮食;邪束肌表,营卫失和,故恶寒发热,头身疼痛;伤于寒湿,则苔白,脉濡缓。

治法:解表疏邪,和胃降逆。

方药:藿香正气散加减。

加减:方中藿香辛散风寒,芳化湿浊,和胃悦脾;辅以半夏燥湿降气,和胃止呕;厚朴行气化湿,宽胸除满;苏叶、白芷助藿香外散风寒,兼可芳香化湿;陈皮理气燥湿,并能和中;茯苓、白术健脾运湿;大腹皮行气利湿;桔梗宣肺利膈;生姜、大枣和脾胃,共为佐药;使以甘草调和诸药。若风寒偏重,寒热无汗,可加荆芥、防风疏风散寒;若暑湿犯胃,身热汗出,可加香薷饮解暑化湿;如秽浊犯胃,呕吐甚剧,可吞服玉枢丹辟秽止呕;若风热犯胃,伴头痛身热,可用银翘散去桔梗之升提,加橘皮、竹茹清热和胃;若兼食滞,脘闷腹胀,嗳腐吞酸,可去白术、甘草,加神曲、鸡内金、莱菔子以消积导滞;若暑热犯胃,壮热口渴,可选用连朴饮。

2.饮食停滞

主症:呕吐酸腐,脘腹胀满,嗳气厌食,得食愈甚,吐后反快。

兼次症:大便或溏或结,气味臭秽。

舌脉:苔厚腻;脉滑实。

分析:食滞内阻,浊气上逆,故呕吐酸腐;食滞中焦,气机不利,故脘腹胀满,嗳气厌食;升降失常,传导失司,则大便不正常,化热与湿相搏,则便溏,热邪伤津,则便结;湿热内蕴,则苔厚腻,脉滑实。

治法:消食导滞,和胃降逆。

方药:保和丸加减。

加减:方中山楂为主药,以消一切饮食积滞;辅以神曲消食健脾,莱菔子消食下气;佐以半夏、陈皮行气化滞,和胃止呕;茯苓健脾利湿和中;食积易化热,故佐连翘清热而散结。若积滞化热,腹胀便秘,可合小承气汤通腑泄热,使浊气下行,呕吐自止;若食已即吐,口臭干渴,胃中积热上冲,可用大黄甘草汤清胃降逆;若误食不洁、酸腐败物,而见腹中疼痛,欲吐不得者,可因势利导,用瓜蒂散探吐祛邪。

3.痰饮内停

主症:呕吐多为清水痰涎,头眩心悸。

兼次症:胸脘痞闷,不思饮食,或呕而肠鸣有声。

舌脉:苔白腻;脉滑。

分析:脾不运化,痰饮内停,胃气不降,则胸脘痞闷,呕吐清水痰涎。水饮上犯,清阳之气不展,故头眩。水气凌心则心悸。苔白腻,脉滑,为痰饮内停之征。

治法:温化痰饮,和胃降逆。

方药:小半夏汤合苓桂术甘汤加减。

加减:前方重在和中止呕,为治痰饮呕吐的基础方;后方重在健脾燥湿,温化痰饮。方中半夏、生姜和胃降逆,茯苓、桂枝、白术、甘草温脾化饮。若气滞腹痛者,可加厚朴、枳壳行气除满;若脾气受困,脘闷不食,可加砂仁、白豆蔻、苍术开胃醒脾;若痰浊蒙蔽清阳,头晕目眩,可用半夏白术天麻汤;若痰郁化热,烦闷口苦,可用黄连温胆汤清热化痰。另还可辨证选用二陈汤、甘遂半夏汤等。

4.肝气犯胃

主症:呕吐吞酸,嗳气频作。

兼次症:胸胁胀满,烦闷不舒,每因情志不遂而呕吐吞酸更甚。

舌脉:舌边红,苔薄腻;脉弦。

分析:肝气不疏,横逆犯胃,胃失和降,因而呕吐吞酸,嗳气频作,气机阻滞,肝失疏泄,胸胁胀满,烦闷不舒;舌边红,苔薄腻,脉弦,为气滞肝旺之征。

治法:疏肝理气,和胃止呕。

方药:半夏厚朴汤合左金丸加减。

加减:前方以厚朴、紫苏理气宽中,半夏、生姜、茯苓降逆和胃止呕;后者黄连、吴茱萸辛开苦降以止呕。若气郁化火,心烦口苦咽干,可合小柴胡汤清热止呕;若兼腑气不通,大便秘结,可用大柴胡汤清热通腑;若气滞血瘀,胁肋刺痛,可用膈下逐瘀汤活血化瘀。还可辨证选用越鞠丸、柴胡疏肝散等。

（二）虚证

1.脾胃虚寒

主症：饮食稍有不慎，即易呕吐，大便溏薄，时作时止。

兼次症：胃纳不佳，食入难化，脘腹痞闷，口淡不渴，面色少华，倦怠乏力。

舌脉：舌质淡，苔薄白；脉濡弱。

分析：脾胃虚弱，中阳不振，水谷熟腐运化不及，故饮食稍有不慎即吐，时作时止，阳虚不能温布，则面白少华，倦怠乏力；中焦虚寒，气不化津，故口干而不欲饮。脾虚则运化失常，故大便溏薄。舌质淡，苔薄白，脉濡弱，乃脾阳不足象。

治法：益气健脾，和胃降逆。

方药：理中丸加味。

加减：方中人参甘温入脾，补中益气；干姜辛热温中；白术燥湿健脾；炙甘草和中扶正，以达益气健脾，和胃降逆。若胃虚气逆，心下痞硬，干噫食臭，可用旋覆花代赭汤降逆止呕；若中气大亏，少气乏力，可用补中益气汤补中益气，升阳举陷；若病久及肾，肾阳不足，腰膝酸软，肢冷汗出，可用附子理中汤加肉桂、吴茱萸等温补脾肾。

2.胃阴不足

主症：呕吐反复发作，时作干呕。

兼次症：呕吐量不多，或仅涎沫，口燥咽干，胃中嘈杂，似饥而不欲食。

舌脉：舌质红，少津；脉细数。

分析：胃热不清，耗伤胃阴，以致胃失濡养，气失和降，所以呕吐反复发作，时作干呕，似饥而不欲食。津液不能上承，故口燥咽干；舌质红少津，脉细数，为津液耗伤，虚中有热之象。

治法：滋养胃阴，降逆止呕。

方药：麦门冬汤加减。

加减：方以人参、麦门冬、粳米、甘草等滋养胃阴，半夏降逆止呕。若阴虚甚，五心烦热者，可加石斛、天花粉、知母养阴清热；若呕吐较甚，可加橘皮、竹茹、枇杷叶降气化痰止呕；若阴虚便秘，可加火麻仁、瓜蒌仁、白蜜润肠通便；阴虚呕吐者，去半夏加鲜芦根、刀豆子。

七、转归及预后

一般来说，实证呕吐病程短，病情轻，易治愈，虚证及虚实夹杂者，则病程长，病情重，反复发作，时作时止，较为难治。若失治误治，亦可由实转虚，虚实夹杂，由轻转重,久病久吐,脾胃衰败,化源不足,易生变证。所以,呕吐应及时诊治,防止后天之本受损。呕吐在其他各种病证过程中出现时也应重视。

第二节　呃　逆

呃逆是以喉间呃呃有声,声短而频,不能自控为主要临床表现的一种病证。古称"哕",又称"哕逆",俗称打嗝。

呃逆在《黄帝内经》中称"哕",并阐发了其病机,《素问·宣明五气》篇曰:"胃气上逆,为哕。"同时记载了三种简便的治疗方法,如《灵枢·杂病》云:"哕,以草刺鼻,嚏而已;无息而立迎引之,立已;大惊之,亦可已。"至元·朱丹溪始称"呃",《丹溪心法·呃逆》篇曰:"古谓之哕,近谓之呃,乃胃寒所生,寒气自逆而呃上。亦有热呃,亦有其他病发呃者。"至明代统称"呃逆",《景岳全书·呃逆》篇曰:"而呃之大要,亦惟三者而已,则一曰寒呃,二曰热呃,三曰虚脱之呃。"对本病分类可谓提纲挈领。清·李用粹《证治汇补·呃逆》篇,将呃逆分为火、寒、痰、虚、瘀五种,并对每种呃逆的临床表现进行了较详细的论述,至今仍有一定的临床指导意义。

现代医学的单纯性膈肌痉挛、胃肠神经官能症、食管癌、胃炎、胃扩张、肝硬化晚期、脑血管病、尿毒症等疾病,以及胃、食管手术后或其他原因引起的膈肌痉挛,出现呃逆的临床表现时,可参考本节进行辨证论治。

一、病因病机

呃逆的病因多为饮食不当、情志不舒和正气亏虚等,或突然吸入冷空气而引发呃逆。其病机主要是胃失和降,胃气上逆,动膈冲喉。

(一)外感寒邪

外感寒邪,胃中吸入冷气,寒遏胃阳,气机不利,气逆动膈,上冲于喉,发出呃呃之声,不能自制。

(二)饮食不当

由于过食生冷,或因病而服寒凉药物过多,寒气蕴结中焦,损伤胃阳,胃失温煦,或过食辛辣煎炒之物,或醇酒厚味,或因病过用温补之剂,燥热内生,胃火炽盛,胃失和降,反作上逆,发生呃逆。

(三)情志不舒

因恼怒太过,肝失条达,气机不利,以致肝气横逆犯胃,胃失和降,气逆动膈。或因肝气郁结,不能助脾运化,聚湿生痰;或因忧思伤脾,脾失健运,滋生痰湿;或因气郁化火,灼津成痰;或素有痰饮内停,复因恼怒,皆可致逆气挟痰,上犯动膈而发生呃逆。

(四)体虚病后

禀赋不足,年老体弱,久病肾虚,或劳累太过耗伤中气,脾阳失温,胃气虚衰,清气不升,浊气不降,气逆动膈冲喉而发生呃逆。或过汗、吐、下,虚损误攻,妇人产后,或热病伤阴,使胃阴不足,失于润养,和降失职,虚火上炎动膈冲喉而发生呃逆。

呃逆之病位在膈,病变关键脏腑在胃,与肺、肝、脾、肾诸脏有关。膈位于肺胃之间,膈上为肺,膈下为胃,二脏与膈位置邻近,经脉又相连属。若肺失肃降或胃气上逆,皆可致膈间气机不利,逆气动膈,上冲喉间,发出呃呃之声。手太阴肺之经脉,起于中焦,下络大肠,还循胃口,上膈属肺,将胃、膈、肺三者紧密相连。另外,胃之和降,还赖于肝之条达,若肝气郁滞,横逆犯脾胃,气逆动膈,亦成呃逆。肺胃之气的和降,又赖于肾气的摄纳,若久病伤肾,肾失摄纳,则肺胃之气不能顺降,上逆动膈而发呃逆。可见呃逆病机关键在于胃失和降,胃气上逆,动膈冲喉。胃气上逆,除胃本身病变外,同时与肺气肃降,肾气摄纳,肝气条达之功能紊乱等均有关系。

二、诊断要点

(一)症状

自觉气逆上冲,喉间呃呃连声,声短而频,不能自制为主证,其呃声或高或低,发作间隔或疏或密,间歇时间不定。伴有胸膈痞闷,胃脘不舒,嘈杂灼热,腹胀嗳气,心烦不寐等症状。多与受凉,过食寒凉、辛辣,或情志郁怒等诱发因素有关。偶发性的呃逆,或病危胃气将绝时之呃逆,为短暂症状,不列为呃逆病。

(二)检查

X线胃肠钡透及内镜等检查有助于诊断。必要时检查肝、肾功能,进行B超、心电图、CT等有助于鉴别诊断的检查。

三、鉴别诊断

(一)嗳气

嗳气与呃逆同属胃气上逆之证,嗳气声音低缓而长,可伴酸腐气味,气排出后自感舒适,病势较缓,多在饱食、情志不畅时发病。而不同于呃逆喉间呃呃连声,声短而频,不能自制。

(二)干呕

干呕与呃逆同属胃气上逆之证,干呕患者可见呕吐之状,但有声无物,或有少量痰涎而无食物吐出。干呕之声为呕声,也不同于呃逆的呃呃连声,声短而频。

四、辨证

辨证时首先要分清功能性呃逆、病理性呃逆。若因受寒或肝郁出现短暂的呃逆,又无明显兼症,可不治自愈。非器质性病变引起的呃逆为功能性疾病,经治可愈。若呃逆反复发作,并有明显的兼症,或出现在其他慢性病症的过程中,可视为病理性呃逆,当辨证治疗。首先辨清此病的寒热虚实。寒者呃声沉缓有力,得热则减,遇冷加重,伴胃脘不适,苔白脉缓;热者呃声洪亮,声高短促,伴口臭烦渴,便秘溲赤,苔黄脉大;虚者呃声低长,时断时续,体虚脉弱;实者呃声洪亮,连续发作,脉弦有力等。

(一)胃寒气逆

1.证候

呃逆声沉缓有力,得热则减,遇寒加重,喜食热饮,恶食冷饮,膈间及胃脘痞满不适,或有冷感,口淡不渴,舌质淡,苔白或白滑,脉象迟缓。多在过食生冷、受凉、受寒后发病。

2.分析

由过食生冷或受凉等,致寒积中焦,胃气为寒邪阻遏,胃失和降,上逆动膈冲喉而成呃逆;胃中实寒,故呃声沉缓有力;胃气不和,故脘膈痞闷不适。得热则减,遇寒更甚者,是因寒气得温则行,遇寒则凝之故;口淡不渴,舌苔白,脉迟缓者,均属胃中有寒之象。

(二)胃火上逆

1.证候

呃声洪亮,冲逆而出,口臭烦渴,多喜冷饮,尿黄便秘,舌红苔黄或黄燥,脉滑数。多在过食辛辣,或饮酒等后发病。

2.分析

由于嗜食辛辣烤制及醇酒厚味之品,或过用温补药物,或素体阳盛再加辛辣等品,久则胃肠积热化火,胃火上冲,故呃声洪亮,冲逆而出;阳明热盛,灼伤胃津,故口臭烦渴而喜冷饮;热邪内郁,肠间燥结,故大便秘结,小便短赤;舌苔黄,脉滑数,均为胃热内盛之象。

(三)气逆痰阻

1.证候

呃逆连声,呼吸不利,脘胁胀满,或肠鸣矢气,可伴恶心嗳气,头目昏眩,脘闷食少,或见形体肥胖,平时多痰,舌苔薄腻,脉象弦滑。常在抑郁恼怒后加重,情志舒畅时缓解。

2.分析

因七情所伤,肝气郁结,失于条达,横犯脾胃,胃气上冲动膈而成呃逆;肝郁气滞,故胸胁胀满不舒;气郁日久化火,灼津成痰,或因肝木克脾,脾失健运,聚湿成痰,痰气互结,阻于肺则呼吸不利,阻于胃则恶心嗳气,阻于肠则肠鸣矢气;清气不升,浊阴不降,故见头目昏眩;舌苔薄腻,脉象弦滑,皆为气逆痰阻之象。

(四)脾胃虚寒

1.证候

呃声低沉无力,气不得续,泛吐清水,面色苍白,手足欠温,伴有脘腹冷痛,食少乏力,或见腰膝无力,大便稀溏或久泻。舌淡苔白,脉沉细而弱。

2.分析

若饮食不节或劳倦伤中,使脾胃阳气受损;或素体阳虚,脾胃无力温养,脾胃升降失调,则胃气上逆,故呃声低弱无力,气不得续。脾胃俱虚,运化无力,则食少乏力;阳虚则水饮停胃,故泛吐清水;若久病及肾,肾阳衰微,则腰膝无力,便溏久泻;手足不温,舌淡苔白,脉沉而细,均为阳虚之象。

(五)胃阴不足

1.证候

呃声短促,气不连续,口干舌燥,烦渴少饮,伴不思饮食,或食后饱胀,大便干燥,舌质红少苔,或有裂纹,脉细而数。

2.分析

由于热病或郁火伤阴,或辛温燥热之品耗损津液,使胃中津液不足,胃失濡养,难以和降,气逆扰膈,故呃声短促,虚则气不连续;胃阴耗伤不能上润,则见口干舌燥,烦渴少饮;脾胃虚弱,运化无力,故见不思饮食,食后饱胀;津液耗伤,大肠失润,故大便干燥;舌质红,苔少而干,脉细数,均为阴虚之象。

五、治疗

呃逆治疗当以和胃、降逆、平呃为主。但要根据病情的寒热虚实之偏重不同,分别以寒则温之,热则清之,实则泻之,虚则补之。若重病中出现呃逆,治当大补元气,或滋阴养液以急救胃气。

(一)中药治疗

1.胃寒气逆

(1)治法:温中散寒,降逆止呃。

(2)处方:丁香散(《古今医统》)。方中丁香辛温,散寒暖胃为君,柿蒂味苦,下气降逆止呃为臣,二者相合,温中散寒,降逆止呃,两者相得益彰,疗效甚好,为临床治疗呃逆常用要药;佐以良姜温中散寒,宣通胃阳;使以炙甘草和胃益气。

若兼痰湿者,症见脘闷腹胀不舒,可加半夏、厚朴、陈皮等和降胃气,化痰导滞;兼表寒者,加苏叶、藿香以散寒解表,和胃降逆。

寒呃日久,中阳受伤可选用丁香柿蒂汤,以益气温中,降逆止呃;日久虚寒呃逆,可选用加味四逆汤,以补阳散寒,降逆止呃。

另可选用朴沉化郁丸,每次9g,每天2次,温开水送服;或用荜澄茄、良姜各等分,研末,加醋少许调服,每天1剂,连用3天。

2.胃火上逆

(1)治法:清热和胃,降逆止呃。

(2)处方:竹叶石膏汤(《伤寒论》)。方中竹叶、生石膏辛凉甘寒,清泻胃火为主药;佐以法半夏和胃降逆;人参、麦冬养胃生津;粳米、甘草益胃和中。

若胃气不虚者去人参,常加柿蒂、竹茹降逆止呃;便秘者则合小承气汤,用大黄、枳实、厚朴通利大便,釜底抽薪,此乃上病下治之法;若中焦积热日久伤阴,可选用清胃散以清泻胃火,凉血养阴,降逆止呃。

另可用左金丸,每次9g,每天2次,温开水送服;或用柿蒂、黄连各10g,水煎内服治疗热呃。

3.气逆痰阻

(1)治法:理气化痰,降逆止呃。

(2)处方:旋覆代赭石汤(《伤寒论》)方中旋覆花下气消痰,代赭石重镇降逆,二药相配,一轻一重,共成和降之功为主药;法半夏、生姜化痰和胃,佐以人参补中益气;甘草、大枣和中并引药归经。

如胃气不虚,可去人参、甘草、大枣,以防壅滞气机,加木香以行气止呃;若痰湿明显,可加陈皮、茯苓、浙贝以醒脾化痰;若兼热象,可加黄芩、竹茹以清热化痰。

本型还可选用木香顺气丸,每次 6 g,每天 2 次,温开水冲服;疏肝丸,每次1 丸,每天 2 次,温开水送服。

4. 脾胃虚寒

(1)治法:温补脾胃,和中降逆。

(2)处方:理中丸(《伤寒论》)加减。方中干姜温中祛寒为主药;辅以人参、白术、炙甘草健脾益胃;加入刀豆甘温,温中下气,善治呃逆;丁香、白豆蔻辛温芳香,行气暖胃,宽膈止呃。

若寒甚者,加附子温中祛寒;肾阳不足者加肉桂、山萸肉等以温肾补脾。本型也可选用附子理中丸,每次 1 丸,每天 2 次,温开水送服。

5. 胃阴不足

(1)治法:益气养阴,和胃止呃。

(2)处方:益胃汤(《温病条辨》)加减。方中沙参、麦冬、玉竹、生地、冰糖甘润养阴益胃;可酌加柿蒂、刀豆、枇杷叶等顺气降逆。全方合用以达益气养阴、和胃止呃之效。

若神疲乏力,气阴两虚者,可加沙参、白术、山药;若食欲缺乏腹胀加炒麦芽、炒谷芽等;若阴虚火旺,咽喉不利加石斛、芦根以养阴清热。

本型也可选用枇杷膏,每次 10 g,每天 3 次,温开水冲服;或用大补阴丸,每次 1 丸,每天2 次,温开水送服。

(二)针灸治疗

1. 基本处方

取穴:膈俞、内关、膻中、中脘、足三里。

膈俞利膈止呃;内关宽胸利膈,畅通三焦气机;膻中宽胸理气,降逆止呃;中脘、足三里和胃降逆。

2. 加减运用

(1)胃寒气逆证:加梁门、气海以温胃散寒、疏通膈气、降逆止呃,针用补法,或加灸法。余穴针用平补平泻法,或加灸法。

(2)胃火上逆证:加内庭以清泻胃火、降逆止呃。诸穴针用泻法。

(3)气逆痰阻证:加太冲、阴陵泉以降逆化痰。诸穴针用平补平泻法。

(4)脾胃虚寒证:加关元、命门以温补中焦、和胃止呃。诸穴针用补法,或加灸法。

(5)胃阴不足证:加胃俞、三阴交以养阴止呃。诸穴针用补法。

3.其他

(1)耳针疗法:取耳中、胃、神门、肝、心,毫针强刺激,留针30分钟,每天1次;也可采用耳针埋藏或用王不留行籽贴压法。

(2)拔罐法:取中脘、梁门、气海,或用膈俞、肝俞、胃俞,每次留罐15～20分钟,每天1～2次。

(3)穴位贴敷法:用麝香粉0.5 g,放入神阙穴内,用伤湿止痛膏固定,适用于实证呃逆,尤其以肝郁气滞者取效更捷;或用吴茱萸10 g,研细末,用醋调成膏状,敷于双侧涌泉穴,胶布或伤湿止痛膏固定,可引气火下行,适用于各种呃逆,对肝、肾气逆引起的呃逆尤为适宜。

(4)指压疗法:翳风、攒竹、内关、天突,任取1穴,用拇指或中指重力按压,以患者能耐受为度,连续按揉1～3分钟,同时令患者深吸气后屏住呼吸,常能立即止呃;或取 $T_2 \sim L_1$ 双侧夹脊穴、肺俞-肾俞的膀胱经,先用拇指或掌根摩揉,再提捏膀胱经3～5遍,后用拇指点按双侧膈俞1～2分钟。

第三节 反 胃

反胃是以脘腹痞胀,宿食不化,朝食暮吐,暮食朝吐为主要临床表现的一种病。

一、历史沿革

反胃又称胃反。胃反之名,首见于汉代张仲景《金匮要略·呕吐哕下利病脉证治》篇。宋代《太平圣惠方·治反胃呕吐诸方》则称之为"反胃"。其后亦多以反胃名之。

《金匮要略·呕吐哕下利病脉证治》中说:"趺阳脉浮而涩,浮则为虚,涩则伤脾;伤脾则不磨,朝食暮吐,暮食朝吐,宿谷不化,名为胃反。"明确指出本病的病机主要是脾胃损伤,不能腐熟水谷。有关治疗方面,提出了使用大半夏汤和茯苓泽泻汤,至今仍为临床所常用。

隋代巢元方《诸病源候论·胃反候》对《金匮要略》之说有所发挥，将病因病机归纳为血气不足、胃寒停饮、气逆胃反，指出"荣卫俱虚，其血气不足，停水积饮，在胃脘则脏冷，脏冷则脾不磨，脾不磨则宿谷不化，其气逆而成胃反也"。

唐代王冰在《素问》注文中更将本病精辟总结为"食入反出，是无火也"。宋代《圣济总录·呕吐门》也说："食久反出，是无火也。"

金元时期，朱丹溪《丹溪心法·翻胃》提出血虚、气虚、有热、有痰之说，治法方药则更趋丰富全面。

明代张景岳对于反胃的病因、病机、辨证、治法、方药等有了系统性的阐发，他在《景岳全书·反胃》一节中说："或以酷饮无度，伤于酒湿，或以纵食生冷，败其真阳；或因七情忧郁，竭其中气；总之，无非内伤之甚，致损胃气而然。"又说："反胃一证，本属火虚，盖食入于胃，使胃暖脾强，则食无不化，何至复出……然无火之由，则犹有上中下三焦之辨，又当察也。若寒在上焦，则多为恶心或泛泛欲吐者，此胃脘之阳虚也。若寒在中焦，则食入不化，每食至中脘，或少顷或半日复出者，此胃中之阳虚也。若寒在下焦，则朝食暮吐，暮食朝吐，乃以食入幽门，丙火不能传化，故久而复出，此命门之阳虚也。""虚在上焦，微寒呕吐者，惟姜汤为最佳，或橘皮汤亦可，虚在中焦而食入反出者，宜五君子煎、理中汤……虚在下焦而朝食暮吐……其责在阴，非补命门以扶脾土之母，则火无以化，土无以生，亦犹釜底无薪，不能腐熟水谷，终无济也。宜六味回阳饮，或人参附子理阴煎，或右归饮之类主之。此屡用之妙法，不可忽也。""反胃由于酒湿伤脾者，宜葛花解醒汤主之，若湿多成热，而见胃火上冲者，宜黄芩汤或半夏泻心汤之类主之。"其中补命门火之说是他对本病治疗上的一大创见。

明代李中梓根据临床实际，进一步丰富了反胃的辨证内容。他在《医宗必读·反胃噎膈》中说："反胃大都属寒，然不可拘也。脉大有力，当作热治，脉小无力，当作寒医。色之黄白而枯者为虚寒，色之红赤而泽者为实热，以脉合证，以色合脉，庶乎无误。"

清代李用粹《证治汇补·反胃》对七情致病认识较为深刻。他说："病由悲愤气结，思虑伤脾……皆能酿成痰火，妨碍饷道而食反出。"对反胃的病因病机，作了新的补充。清代陈士铎《石室秘录·噎膈反胃治法》说："夫食入于胃而吐出，似乎病在胃也，谁知肾为胃之关门，肾病而胃始病。"这种看法，与张景岳补命门以扶脾土的观点基本相同。清代沈金鳌《杂病源流犀烛·噎塞反胃关格源流》言："反胃原于真火衰微，胃寒脾弱，不能纳谷，故早食晚吐，日日如此，以饮食入胃，既抵胃之下脘，复返而出也。若脉数，为邪热不杀谷，乃火性上炎，多升少降也。"同时指出："亦有瘀血阻滞者,亦有虫而反出者,亦有火衰不能生土,其脉沉迟者。"进一步丰富了对反胃病因病机的认识。

以上所引各家之说,从不同的方面对反胃作了阐述,使本病的辨证论治内容日趋完善。

二、范围

西医学的胃、十二指肠溃疡病,胃、十二指肠憩室,急慢性胃炎,胃黏膜脱垂症,十二指肠郁积症,胃部肿瘤,胃神经症等等,凡并发胃幽门部痉挛、水肿、狭窄,或胃动力紊乱引起胃排空障碍,而在临床上出现脘腹痞胀,宿食不化,朝食暮吐,暮食朝吐等症状者,均可参照本篇内容辨证论治。

三、病因病机

反胃多由饮食不节,酒色过度,或长期忧思郁怒,损伤脾胃之气,并产生气滞、血瘀、痰凝阻胃,使水谷不能腐熟,宿食不化,导致脘腹痞胀,胃气上逆,朝食暮吐,暮食朝吐。

(一)脾胃虚寒

饥饱失常,嗜食寒凉生冷,损及脾阳,以致脾胃虚寒,不能消化谷食,终至尽吐而出。思虑不解,或久病劳倦多可伤脾,房劳过度则伤肾,脾伤则运化无能不能腐熟水谷;肾伤则命火衰微,不能温煦脾土,则脾失健运,谷食难化而反。

(二)痰浊阻胃

酒食不节、七情所伤、房室、劳倦等病因,均可损伤脾胃,因之水谷不能化为精微而成湿浊,积湿生痰,痰阻于胃,遂使胃腑失其通降下行之功效,宿食不化而成反胃。

(三)瘀血积结

七情所伤,肝胃气滞,或遭受外伤,或手术创伤等原因可导致气滞血瘀。胃络受阻,气血不和,胃腑受纳、和降功能不及,饮食积结而成反胃。

(四)胃中积热

多由于长期大量饮酒,吸烟,嗜食甘肥浓、膏粱厚味,经常进食大量辣椒等辛烈之品,均可积热成毒,损伤胃气,而成反胃之证。抑或痰浊阻胃,瘀血积结,郁久化热。邪热在胃,火逆冲上,不能消化饮食,而见朝食暮吐,暮食朝吐。此即《素问·至真要大论篇》病机十九条中所说"诸逆冲上,皆属于火""诸呕吐酸……皆属于热"之意。

由此可见，本病病位在胃，脾胃虚寒、不能腐熟水谷是导致本病的最主要因素，但同时与肝、脾、肾等脏腑密切相关。除气滞、气逆外，还有痰浊、水饮、积热、瘀血等病理因素共同参与发病过程，而且各种病因病机之间往往相互转化。痰浊、水饮多为脾胃虚寒所致；痰浊、瘀血等可使气虚、气滞、食停，同时也可郁久化热；诸因均可久病入络，而成瘀血积结。

四、诊断与鉴别诊断

（一）诊断

1.发病特点

反胃在临床上较为常见，患者以成年人居多，男女性别差异不大，对老年患者要特别提高警惕，注意是否有癌肿等病存在。

2.临床表现

本病一般多为缓起，先有胃脘疼痛、吐酸、嘈杂、食欲缺乏，食后脘腹痞胀等症状，若迁延失治或治疗不当，病情则进一步加剧，逐渐出现脘腹痞胀加剧，进食后尤甚，饮食不能消化下行，停积于胃腑，终致上逆而呕吐。其呕吐的特点是朝食暮吐，暮食朝吐，呕出物多为未经消化的宿食，或伴有痰涎血缕；严重患者亦可呕血。

患者每因呕吐而不愿进食，人体缺乏水谷精微之濡养，日见消瘦，面色萎黄，倦怠无力。由于饮食停滞于胃脘不能下行，按压脘部则感不适，有时并可触及包块；振摇腹部，可听到辘辘水声。

脉象，舌质，舌苔，则每随其或寒或热，或虚或实而表现不同，可据此作为进一步的辨证依据。

（二）鉴别诊断

1.呕吐

从广义言，呕吐可以包括反胃，而反胃也主要表现为呕吐。但一般呕吐多是食已即吐，或不食亦吐，呕吐物为食物、痰涎、酸水等，一般数量不多。反胃则主要是朝食暮吐，暮食朝吐，患者一般进食后不立即呕吐，但因进食后，食物停积于胃腑，不能下行，至一定时间，则尽吐而出，吐后始稍感舒畅。所吐出的多为未经消化的饮食，而且数量较多。

2.噎膈

噎膈是指吞咽时哽噎不顺，饮食在胸膈部阻塞不下，和反胃不同。反胃一般多无吞咽哽噎，饮食不下是饮食不能下通幽门，在食管则无障碍。噎膈则主要表现为吞咽困难,饮食不能进入贲门。噎膈虽然也会出现呕吐,但都是食入即吐,呕吐物量不多,经常渗唾痰涎,据此亦不难作出鉴别。

五、辨证

(一)辨证要点

1.注意呕吐的性质和呕吐物的情况

反胃的主要特征是朝食暮吐,暮食朝吐,因此在辨证中必须掌握这一特点。要详细询问病史,例如呕吐的时间、呕吐的次数、呕吐物性状及多少等,这对于辨证很有价值。

2.要细辨反胃的证候

反胃的辨证可概括为寒、热、痰、瘀四个主要证型。除从呕吐物的性质内容判断外,其他症状、脉象、舌质、舌苔、患者过去和现在的病史、身体素质等,均有助于辨证。

(二)证候

1.脾胃虚寒

症状:食后脘腹胀满,朝食暮吐,暮食朝吐,吐出宿食不化及清稀水液,吐尽始觉舒适,大便溏少,神疲乏力,面色青白,舌淡苔白,脉细弱。甚者面色苍白,手足不温,眩晕耳鸣,腰酸膝软,精神萎靡。舌淡白,苔白滑,脉沉细无力。

病机分析:此证之主要病机是脾胃虚寒,即胃中无火。因胃中无火,胃失腐熟通降之职,不能消化与排空,乃出现朝食暮吐,暮食朝吐,宿食不化之症状,一旦吐出,消除停积,故吐后即觉舒适。《素问·至真要大论篇》云:"诸病水液,澄澈清冷,皆属于寒。"患者吐出清稀水液,故云属寒,大便溏少,神疲乏力,面色青白,亦属脾胃虚寒;舌淡白,脉弱,均为阳气虚弱之症。其严重者面色苍白,手足不温,舌质淡白,脉沉细无力,为阳虚之甚;腰酸膝软,眩晕耳鸣属肾虚;精神萎靡属肾精不足神气衰弱之征。这些表现,是由肾阳衰弱,命火不足,火不生土,脾失温煦而致,此属脾肾两虚之证,较前述之脾胃虚寒更为严重。

2.胃中积热

症状:食后脘腹胀满,朝食暮吐,暮食朝吐,吐出宿食不化及混浊酸臭之稠液,便秘,小便黄短,心烦口渴,面红。舌红干,舌苔黄厚腻,脉滑数。

病机分析:朝食暮吐,暮食朝吐,宿食不化,是属反胃之症。《素问·至真要大论篇》说:"诸转反戾,水液浑浊,皆属于热。"今患者吐出混浊酸臭之液,故属于热证。内热消烁津液,故口渴便秘,小便短黄;内热熏蒸,故心烦,面红。舌红干,

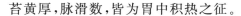

苔黄厚,脉滑数,皆为胃中积热之征。

3.痰浊阻胃

症状:经常脘腹胀满,食后尤甚,上腹或有积块,朝食暮吐,暮食朝吐,吐出宿食不化,并有或稠或稀之痰涎水饮,或吐白沫,眩晕,心下悸。舌苔白滑,脉弦滑,或舌红苔黄浊,脉滑数。

病机分析:有形痰浊,阻于中焦,故不论已食未食,经常都见脘腹胀满。呕吐白色痰涎水饮或白沫,乃痰浊之征;痰浊积于中焦,故可见上腹部积块;眩晕乃因痰浊中阻,清阳不升所致;心下悸为痰饮阻于心下;舌苔白滑,脉弦滑,是痰证之特征;舌红,苔黄浊,脉滑数者,是属痰郁化热的表现。

4.血瘀积结

症状:经常脘腹胀满,食后尤甚,上腹或有积块,朝食暮吐,暮食朝吐,吐出宿食不化,或吐黄沫,或吐褐色浊液,或吐血便血,上腹胀满刺痛拒按,上腹部积块坚硬,推之不移。舌质暗红或兼有瘀点,脉弦涩。

病机分析:有形之瘀血,阻于胃关,影响胃气通降下行,故不论已食未食,经常都见腹部胀满;吐黄沫或褐液,解黑便,皆由瘀血阻络,血液外溢所致;腹胀刺痛属血瘀;上腹积块坚硬,推之不移,舌暗有瘀点,脉涩等皆为血瘀之征。

六、治疗

(一)治疗原则

1.降逆和胃

以降逆和胃为基本原则,阳气虚者,合以温中健脾,阴液亏者,合以消养胃阴,气滞则兼以理气,有瘀血或痰浊者,兼以活血祛痰。病去之后,当以养胃气、胃阴为主。如此,方能巩固疗效,促进健康。

2.注意服药时机

掌握服药的时机,也是治疗反胃的一个关键。由于反胃患者,宿食停积胃腑,若在此时服药,往往不易吸收,影响药效。故反胃患者应在空腹时服药,或在宿食吐净后再服药,疗效较佳。

(二)治法方药

1.脾胃虚寒

治法:温中健脾,和胃降逆。

方药:丁蔻理中汤加减。方中以党参补气健脾,干姜温中散寒;寒多以干姜为君,虚多以党参为君;辅以白术健脾燥温;甘草补脾和中,加白豆蔻之芳香醒胃,丁香之理气降浊,共奏温阳降浊之功。

加减:吐甚者,加半夏、砂仁,以加强降逆和胃作用。病久脾肾阳虚者,可在上方基础上,加入温补命门之药,如附子、肉桂、补骨脂、吴茱萸之类;如寒热错杂者,可用乌梅丸。

除上述方药之外,尚可用丁香透膈散或二陈汤加味。如《证治汇补·反胃》说:"主以二陈汤,加藿香、蔻仁、砂仁、香附、苏梗;消食加神曲、麦芽;助脾加人参、白术;抑肝加沉香、白芍;温中加炮姜、益智仁;壮火加肉桂、丁香,甚者用附子理中汤,或八味丸。"又介绍用伏龙肝水煎药以补土,糯米汁以泽脾,代赭石以镇逆。《景岳全书·反胃》用六味回阳饮,或人参附子理阴煎,或右归饮之类,皆经验心得之谈,可供临床参考。

2.胃中积热

治法:清胃泻热,和胃降浊。

方药:竹茹汤加减。方中竹茹、栀子清胃泄热,兼降胃气;半夏、陈皮、枇杷叶和胃降浊。

热重可加黄芩、黄连;热积腑实,大便秘结,可加大黄、枳实、厚朴以降泄之。

加减:久吐伤津耗气,气阴两虚,表现反胃而唇干口燥,大便干结,舌红少苔,脉细数者,宜益气生津养阴,和胃降逆,可用大半夏汤加味。《景岳全书·反胃》谓:"反胃出于酒湿伤脾者,宜葛花解酒汤主之;若湿多成热,而见胃火上冲者,宜黄芩汤,或半夏泻心汤主之。"亦可随证选用。

3.痰浊阻胃

治法:涤痰化浊,和胃降逆。

方药:导痰汤加减。方中以半夏、南星燥湿化痰浊;陈皮、枳实以和胃降逆;茯苓、甘草以渗湿健脾和中。

加减:痰郁化热者,宜加黄芩、黄连、竹茹;若体尚壮实者可用礞石滚痰丸攻逐顽痰。痰湿兼寒者,可加干姜、细辛;吐白沫者,其寒尤甚,可加吴茱萸汤;脘腹痞满、吐而不净者可选《证治汇补》木香调气散(白豆蔻、丁香、木香、檀香、藿香、砂仁、甘草)行气醒脾、化浊除满。

吐出痰涎如鸡蛋清者,可加人参、白术、益智仁,以健脾摄涎。如《杂病源流犀烛·噎膈反胃关格源流》云:"凡饮食入胃,便吐涎沫如鸡子白,脾主涎,脾虚不能约束津液,故痰涎自出,非参、术、益智不能摄也。"

4.瘀血积结

治法:祛瘀活血,和胃降浊。

方药:膈下逐瘀汤加减。方中以香附、枳壳、乌药理气和胃,气为血帅,气行则血行;复以川芎、当归、赤芍以活血;桃仁、红花、延胡索、五灵脂以祛瘀;丹皮以清血分之伏热。可再加竹茹、半夏以加强降浊作用。

加减:吐黄沫,或吐血,便血者,可加降香、田七以活血止血;上腹剧痛者可加乳香、没药;上腹结块坚硬者,可加鳖甲、牡蛎、三棱、莪术。

(三)其他治法

(1)九伯饼:天南星、人参、半夏、枯矾、枳实、厚朴、木香、甘草、豆豉为末,老米打糊为饼,瓦上焙干,露过,每服一饼,细嚼,以姜煎平胃散下,此方加阿魏甚效。

(2)壁虎(即守宫)1～2只(去腹内杂物捣烂),鸡蛋1个。用法:将鸡蛋一头打开,装入壁虎,仍封固蒸熟,每天服1个,连服数天。

(3)雪梨1个、丁香50粒,梨去核,放入丁香,外用纸包好,蒸熟食用。

七、转归及预后

反胃之证,可由胃痛、嘈杂、泛酸等证演变而来,一般起病缓慢,变化亦慢。临床所分四证,可以独见,亦可兼见。

病初多表现为单纯的脾胃虚寒或胃中积热,其病变在无形之气,温之清之,适当调治,较易治疗。

患病日久,反胃频繁,除影响进食外,还可损伤胃阴,常在脾胃虚寒的同时并见气血、阴液亏虚;同时多为本虚而标实,或见寒热错杂,或合并痰浊阻胃或瘀血积结,其病变在有形之积,耗伤气血更甚,较难治疗。此时治疗时应注重温清同进,补泻兼施,用药平稳,缓缓图之。

久治不效,应警惕癌变可能。年高体弱者,发病之时已是脾肾两亏,全身日见衰弱,四种证候可交错兼见,进而发展为真阴枯竭或真火衰微之危症,则预后多不良。

八、预防与护理

要注意调节饮食,戒烟酒刺激之品,保持心情舒畅,避免房事劳倦。出现胃痛、嘈杂、泛酸之证者,应及时诊治,尽量避免贪食竹笋和甜腻等食品,以免变生反胃。得病之后,饮食宜清淡,进流质饮食,避免油腻食物;患者呕吐之时,应扶助患者以利吐出。药汁宜浓缩,空腹服。中老年患者一旦出现反胃,应注意排除癌肿可能。

第四节　胃　缓

一、概念

胃缓,是由于长期饮食失调,或劳倦过度等,使中气亏虚,脾气下陷、肌肉瘦削不坚,固护升举无力,以致胃体下坠。以脘腹坠胀作痛,食后或站立时加重为主症的病证。本病主要指西医学中的胃下垂。各种慢性病中出现的胃肠功能障碍等类似病症者不在本病证范围。

二、源流

《黄帝内经》提出胃缓之名,《灵枢·本脏》有"脾应肉,肉坚大者胃厚,肉么者胃薄。肉小而么者胃不坚;肉不称身者胃下,胃下者下管约不利。肉不坚者,胃缓"的记载,明确指出肌肉瘦弱与身形不相称的胃的位置偏下,肌肉不够坚实的则胃缓。《灵枢·五癃津液别》云:"水谷入于口,输于肠胃,其液别为五……中热胃缓则为唾。"《灵枢·五味》云:"甘入于胃……而与谷留于胃中者,令人柔润者也,胃柔则缓,缓则虫动。"自《黄帝内经》以后,历代医家均未将其列入专论研讨。

《金匮要略》中有"其人素盛今瘦,水走肠间,沥沥有声,谓之痰饮"的论述,颇类似本病的症状。

朱良春认为:"久患胃疾,脾胃虚弱,中气久虚,水谷精微无力推动,日久则水湿中阻,故胃虚之证多见夹湿,湿浊不得宣化,清阳岂能上升。"自拟苍术饮配合补中益气汤、四逆散治胃缓。

徐景藩以胃下论治,认为其主要病机为脾胃中气虚弱,同时兼有气滞和痰饮的病理因素,久病之人,气虚、气滞而易兼血瘀。胃下病位在胃(脾),还涉及肝(胆)、肾等脏腑。治疗以"通补"为主,寓通于补,使气虚与气滞得以兼顾,应重视治肝和补益肾元。

三、病因病机

胃缓主要由饮食不节,内伤七情,劳倦过度,或先天禀赋薄弱等因素导致脾胃虚弱,中气下陷,升降失和,使形体瘦削,肌肉不坚所引起。

（一）病因

1.饮食不节,损伤脾胃

饮食不节,暴饮暴食,饥饱无常,损伤脾胃;或五味过极,辛辣无度,肥甘厚腻,过嗜烟酒,蕴湿生热,伤脾碍胃;或嗜食寒凉生冷,损伤脾阳,水谷不能化生精微,停痰留饮。均可因脾胃失和而致胃缓。《素问·痹论》云:"饮食自倍,肠胃乃伤。"

2.情志失调,内伤脾胃

情志拂逆,木郁不达,横逆犯胃,以致肝胃不和;忧思伤脾,脾失健运,胃失和降,升降失和致胃缓。

3.禀赋不足,脾胃虚弱

素体禀赋不足,或劳倦内伤,或久病产后等原因损伤脾胃,脾胃虚弱,中阳不足,虚寒内生,胃失温养;或因热病伤阴,或因胃热火郁,灼伤胃阴,或久服香燥之品,耗伤胃阴,或汗吐下太过,胃阴受损,胃失濡养;纳食减少,味不能归于形,形体瘦削,肌肉不坚而形成胃缓。

（二）病机

1.病机关键为脾胃失和,升降失常

脾主升,胃主降;脾主运化,胃主受纳,脾胃失和即表现为脾胃这一对矛盾的功能紊乱,或为脾气下陷,或为胃气上逆,或脾不运化,或胃不受纳。饮食不节,损伤脾胃,湿热痰饮内生;或情志失调,内伤脾胃;或禀赋不足,劳倦内伤、久病产后损伤脾胃,胃失温养或濡养,导致脾胃虚弱,中气下陷,升降失和而形成胃缓。

2.病位在胃,与肝脾肾密切相关

本病病位在胃,与肝、脾、肾相关。脾胃同居中焦,互为表里,共为后天之本。生理上两者纳运互用,升降协调,燥湿相济,阴阳相合,病理上也相互影响。肝与胃是木土乘克的关系,若肝气郁滞,势必克脾犯胃,致气机郁滞,胃失通降;肝气久郁,或化火伤阴,或成瘀入络,或伤脾生痰,使胃缓缠绵难愈。肾为胃之关,脾胃运化腐熟,全赖肾阳之温煦,若肾阳不足,可致脾肾阳虚,中焦虚寒,胃失温养;若肾阴亏虚不能上济于胃,则胃失于濡养。

3.病理性质有虚实寒热之异,且可相互兼夹

胃缓,本为虚证,脾胃气虚,脾肾阳虚或脾胃阴虚,脾胃脏腑功能失调,常导致气滞、热郁、血瘀、食积、湿阻、饮停,临床多见虚实夹杂。本病主要的病理因素气滞、热郁、血瘀、食积、湿阻、饮停等,可单一致病,又可相兼为病,亦可相互转化,出现如气病及血等情况。

四、诊断与病证鉴别

(一)诊断依据

(1)不同程度的上腹部饱胀感,食后尤甚,腹胀可于餐后、站立过久和劳累后加重,平卧时减轻,腹部疼痛呈隐痛或胀痛,无周期性及节律性。

(2)常伴有厌食、嗳气、便秘、腹痛及消瘦、头晕、乏力等胃肠功能失调的症状及全身虚弱表现。

(3)起病缓慢,多发生于瘦长体形,经产妇及消耗性疾病进行性消瘦等。饮食不节、情志不畅、劳累等均为诱发因素。

(4)上消化道X线钡餐造影检查可见胃小弯角切迹、胃幽门管低于髂嵴连线水平;胃呈长钩形或无张力型,上窄下宽,胃体与胃窦靠近,胃角变锐。胃的位置及张力均低,整个胃几乎位于腹腔左侧。

根据站立位胃角切迹与两侧髂嵴连线的位置,将胃下垂分为三度:轻度角切迹的位置低于髂嵴连线下1.0～5.0 cm;中度角切迹的位置位于髂嵴连线下5.1～10.0 cm;重度角切迹的位置低于髂嵴连线下10.1 cm以上。

(二)辅助检查

上消化道钡餐是目前诊断的主要方法,饮水B超检查也具有辅助诊断作用。电子胃镜、上消化道钡餐,可排除胃黏膜糜烂,胃、十二指肠溃疡病,胃癌等病变并明确诊断;肝功能、淀粉酶化验和B超、CT、MRI等检查可与肝、胆、胰疾病作鉴别诊断;血常规、腹部X线检查可与肠梗阻、肠穿孔等作鉴别诊断;血糖、甲状腺功能检查可与糖尿病、甲状腺疾病作鉴别诊断。

(三)病证鉴别

1.胃缓与胃痞

胃缓与胃痞均以脘腹痞满为主症,但胃缓的脘腹痞满多见于饭后,同时可兼见胀急疼痛,或胃脘部常有形可见,与一般的痞满不同。

2.胃缓与胃痛

胃缓可见脘腹痞满及疼痛,但胃缓之胃脘疼痛多为坠痛,餐后、站立过久和劳累后加重,平卧时减轻,呈隐痛或胀痛,无周期性及节律性,与一般胃痛不难鉴别。

五、辨证论治

(一)辨证思路

1.辨虚实

脾胃气虚者,病势绵绵,多伴有食欲不振,纳后脘胀,神疲乏力,舌淡胖有齿印,脉弱;脾虚气陷者,脘腹重坠作胀,食后益甚,或便意频数,肛门重坠,或脱肛,或小便混浊,或久泄不止;脾肾阳虚者,脘腹胀满,食后更甚,喜温喜按,食少便溏,畏冷肢凉,胃中振水,呕吐清水,腰酸,舌淡胖,苔白滑,脉沉弱。脾虚阴损者,胃脘痞满,食后更显,神疲乏力,气短懒言,咽干口燥,烦渴欲饮,午后颧红,小便短少,大便干结,舌体瘦薄,苔少而干,脉虚数。脾胃脏腑功能失调,常导致气滞、热郁、血瘀、食积、湿阻、饮停;气滞者,痛无定处,时发时止,胃痛且胀,多由情志诱发;热郁者,舌红苔黄,口臭泛酸,得热则甚,脉数;血瘀者,病久痛有定处,痛如针刺,入夜尤甚,舌紫黯或有瘀斑,脉涩。食积者,多有饮食不节史,可伴嗳腐泛酸,大便秘结;湿阻者,苔厚而腻,脉滑;饮停者,胃中振水,泛吐涎沫或呕吐清水,舌淡胖,苔白滑;临床多见虚实夹杂,相兼为病。

2.辨寒热

脾虚气陷,脾肾阳虚多见虚寒征象,表现为病程较久,脘腹痞满,隐隐而痛,喜温喜按,伴泛吐清水,遇寒痛甚,得温痛减,饮食喜温,舌苔白滑,脉象弦紧或舌淡苔薄,脉弱等特点;气滞郁而化热,湿阻或食积久而化热,阴液不足等均可见热之征象,如脘腹胀满,按之不适,口苦,厌食,舌苔黄腻或咽干口燥,午后颧红,小便短少,大便干结,舌体瘦薄,苔少而干,脉虚数。

3.辨脏腑

胃缓病位主要在胃,但与肝、脾、肾密切相关,辨证时要注意辨别病变脏腑的不同。脾胃虚弱,中气下陷所致胃缓,常见脘腹重坠作胀,食后益甚,或便意频数,肛门重坠,或脱肛;脾肾阳虚胃缓,常伴喜温喜按,食少便溏,畏冷肢凉,胃中振水,呕吐清水,腰膝酸软;肝郁气滞、肝胃郁热等致病多与情志因素有关,脘腹胀满,胸胁满闷,心烦易怒,嗳气频频。

(二)治疗原则

根据胃缓的病机,其治疗原则以益气升阳,行气降逆为主。凡脾气虚弱,治以健脾益气;脾气不升或中气下陷,宜益气升阳;胃失和降,气机不利,上逆为呕、为哕,则宜行气降逆;胃缓多为虚中夹实,因脾阳不足而痰饮内停,治以温化痰饮;因气机阻滞,久而入络有瘀血者,治以活血化瘀;因脾胃升降失调,寒热夹杂或湿热蕴结者,治宜辛开苦泄。

(三)分证论治

1.脾虚气陷

症状:脘腹重坠作胀,食后益甚,或便意频数,肛门重坠,或脱肛,或小便混浊,或久泄不止,神疲乏力,食少,消瘦,便溏,眩晕,舌淡,脉弱。

病机分析:脾胃气虚,升降失司,中气下陷,故脘腹重坠作胀,食后益甚,或便意频数,肛门重坠,或脱肛,或久泄不止;脾虚运化无力,故食少便溏;脾胃为气血生化之源,脾主四肢,脾失健运,清阳不升,生化不足,故神疲乏力,消瘦,眩晕;舌淡,脉弱亦为脾虚之征。

治法:补气升陷。

代表方药:补中益气汤合升陷汤加减。黄芪、党参、白术、当归、炙甘草益气健脾生血,柴胡、升麻、桔梗升举清阳,枳壳、陈皮理气和胃降逆。

加减:兼肝郁气滞,加柴胡、香附、厚朴、槟榔;泛酸,加左金丸、乌贼骨、煅瓦楞;瘀血阻滞,加丹参、蒲黄、五灵脂、三七;湿热中阻,加茵陈、佩兰、豆蔻、黄连;食积纳呆,加焦山楂、麦芽、谷芽、神曲;泄泻便溏,加仙鹤草、炒山药、芡实、莲子。

2.脾肾阳虚

症状:脘腹胀满,食后更甚,喜温喜按,食少便溏,畏冷肢凉,胃中振水,呕吐清水,腰酸,舌淡胖,苔白滑,脉沉弱。

病机分析:脾主运化,脾主四肢,脾肾阳虚,运化失司,故脘腹胀满,食后更甚,喜温喜按,食少便溏;四肢失于温煦,故畏冷肢凉;脾胃虚寒,痰饮内生,胃失和降故胃中振水,呕吐清水;腰为肾之府,肾阳虚衰故腰酸;舌淡胖,苔白滑,脉沉弱亦为脾肾阳虚,痰饮内停之征。

治法:温补脾肾。

代表方药:附子理中汤合苓桂术甘汤加减。干姜、附子、党参温补脾肾,桂枝、白术、炙甘草、茯苓以温化水饮。

加减:腰酸明显,加杜仲、牛膝、淫羊藿、续断;呕吐清水,加陈皮、半夏;久泄不止,加石榴皮(壳)、煨诃子、罂粟壳、芡实、莲子。

3.脾虚阴损

症状:胃脘痞满,食后更显,神疲乏力,气短懒言,咽干口燥,午后颧红,小便短少,大便干结,舌体瘦薄,苔少而干,脉虚数。

病机分析:脾胃气阴两虚,脾胃气虚,健运失常,故胃脘痞满,食后更显,神疲乏力,气短懒言;胃津不足,津液不能上承,故咽干口燥;阴虚内热,故午后颧红;

阴液亏虚,化源不足,大肠失于濡润,故小便短少,大便干结;舌体瘦薄,苔少而干,脉虚数均为气阴亏虚,虚中有热之征。

治法:补脾益胃。

代表方药:参苓白术散合益胃汤加减。太子参、生黄芪、炙甘草、山药补脾益气,玉竹、麦冬、石斛益胃生津,佛手、桔梗理气和胃。

加减:失眠多梦,加夜交藤、酸枣仁、柏子仁、茯神;大便干结,加火麻仁、冬瓜仁、瓜蒌、杏仁。

(四)其他疗法

1.单方验方

(1)苍术 15 g,加水武火煮沸 3 分钟,改用文火缓煎 20 分钟,亦可直接用沸水浸泡,少量频饮,用于脾虚湿阻者。

(2)枳实 12 g,水煎服,用于脾虚气滞者。

(3)黄芪 30 g,砂仁 10 g(布包),乌鸡半只,共煲至烂熟,去砂仁,加盐调味,饮汤吃肉,用于脾虚气陷者。

(4)黄芪 30 g,陈皮 9 g,猪肚 1 只,猪肚洗净,将黄芪、陈皮用纱布包好放入猪肚中,麻线扎紧,加水文火炖煮,熟后去掉药包,趁热食肚饮汤,用于中气不足、脾胃虚弱者。

(5)桂圆肉 30 g,加水煮沸后备用,将鸡蛋 1 个打入碗内,用煮好的桂圆肉水冲入蛋中搅匀,煮熟食用,每天早、晚各 1 次,用于脾胃阳虚者。

(6)乌龟肉 250 g,炒枳壳 15 g,共煲汤,加盐调味,吃肉饮汤,用于胃阴亏虚者。

2.常用中成药

(1)补中益气丸。

功用主治:补中益气,升阳举陷。用于脾胃虚弱、中气下陷所致的体倦乏力、食少腹胀、便溏久泻、肛门下坠。

用法用量:每次 6 g,每天 3 次。

(2)枳术宽中胶囊。

功用主治:健脾和胃,理气消痞。用于脾虚气滞引起的脘胀、呕吐、反胃、纳呆、反酸等。

用法用量:饭后服用。每次 3 粒,每天 3 次。

(3)香砂养胃丸。

功用主治:温中和胃。用于不思饮食,胃脘满闷或泛吐酸水。

用法用量:每次 3 g,每天 3 次。

(4)胃苏颗粒。

功用主治:理气消胀,和胃止痛。用于胃脘胀痛。

用法用量:每次 15 g,每天 3 次。

(5)香砂六君子丸。

功用主治:健脾理气,和胃化湿。用于脾虚气滞,嗳气食少,脘腹胀满,大便溏泄者。

用法用量:每次 6 g,每天 2 次。

(6)保和丸。

功用主治:消食,导滞,和胃。用于食积停滞,脘腹胀满,嗳腐吞酸,不欲饮食。

用法用量:每次 8 粒,每天 2 次。

(7)理中丸。

功用主治:温中祛寒,补气健脾。用于胃下垂属脾胃虚寒者。

用法用量:每次 9 g,每天 2～3 次。

(8)金匮肾气丸。

功用主治:温补肾阳,化气行水。用于肾阳虚损引起的脘腹胀满,腰膝酸软,小便不利,畏寒肢冷。

用法用量:每次 6 g,每天 2 次。

(9)胃乐宁。

功用主治:养阴和胃。用于胃阴亏虚引起的痞满,腹胀。

用法用量:每次 1 片,每天 3 次。

(10)达立通颗粒。

功用主治:清热解郁,和胃降逆,通利消滞,用于肝胃郁热所致痞满证,症见胃脘胀满、嗳气、食欲缺乏、胃中灼热、嘈杂泛酸、脘腹疼痛、口干口苦;运动障碍型功能性消化不良见上述症状者。

用法用量:温开水冲服,每次 1 袋,每天 3 次。于饭前服用。

3.针灸疗法

(1)针刺:针足三里、中脘、关元、中极、梁门、解溪、脾俞、胃俞等穴。

(2)灸法:灸足三里、天枢、气海、关元等穴。

(3)耳针:用毫针柄在耳郭的胃肠区按压,寻找敏感点,然后在此点上加压 2～3 分钟,每天 1 次。

4.外治疗法

(1)外敷法:①取升麻研粉与石榴皮适量捣烂,制成 1 枚直径 1 cm 的药球,置于患者神阙穴,胶布固定。患者取水平卧位,将水温 60 ℃的热水袋熨敷肚脐,每次半小时以上,每天 3 次。②用蓖麻子仁 98%、五倍子末 2%,按此比例打成烂糊,制成每颗约 10 g,直径 1.5 cm 的药饼备用。用时在百会穴剃去与药饼等大头发一块,将药饼紧贴百会穴上,纱布绷带固定,每天早、中、晚各 1 次,每次 10 分钟左右,以感觉温热而不烫痛皮肤为度。

(2)推拿疗法:患者先取俯卧位,医师双手由患者之第三胸椎至第五腰椎两侧揉捏 2～3 遍,用右肘尖分别在脊柱两旁按压肝俞、胆俞、脾俞、胃俞等穴 2～3 遍,双手掌根同时由腰部向背部弹性快速推按 4～5 遍。转仰卧位,医师双手掌自下而上反复波形揉压腹部 2～3 遍,然后用拇指点压中脘、天枢、气海、关元、气冲、足三里、内关各 1 分钟,每次约按摩 30 分钟,每天 1 次,2 个月为 1 个疗程。

六、临证参考

(一)以虚为主,虚中兼实

临床上胃缓多以虚为主,脾胃气虚是其发病的根本,临床常见脾虚气陷,脾肾阳虚,脾虚阴损等证型。但可因体质、药物、饮食、情志、气候等多种因素,在疾病发展过程中易出现痰饮、食积、气滞、血瘀等证候,治疗应善于抓主症,解决主要矛盾,因虚致实者当以补虚为主,佐以祛邪;以实为著者当以祛邪为主,佐以补虚。

(二)病在脾胃,涉及肝肾

生理上,脾胃同居中焦,脾以升为健;胃以降为和,两者升降相因,为气机升降之枢纽。病理情况下,脾胃气机升降失常,脾气不能升清,则胃气不能降浊;胃气失于和降,则脾的运化功能失常。治疗时注意调畅中焦气机,恢复脾胃受纳运化之职,以合"治中焦如衡,非平不安"的用药原则,常用方法有补中益气法、益胃养阴法、辛开苦降法等。肝属木,脾胃属土,土壅木郁,土虚木乘,临床上常见肝脾不和及肝胃不和,故从肝论治胃缓也十分重要。叶天士提出"醒胃必先制肝""培土必先制木"的用药原则。在具体用药中,又当区分肝气郁滞、肝郁化火、肝阴不足等不同的病理机制,给予疏肝、清肝、泻肝、柔肝和平肝等治疗。肾为胃之关,脾胃运化腐熟,全赖肾阳之温煦,若肾阳不足,可致脾肾阳虚,中焦虚寒;若肾阴亏虚不能上济于胃,则胃失于濡养而脾虚阴损。胃缓久病勿忘补肾,适当参以补肾之品。

(三)内外兼治,综合治疗

胃缓多病程较长,以虚为主,患者餐后脘腹坠胀,食欲缺乏,消瘦,若单纯以汤药长期调养,患者的依从性较差。因此,治疗胃缓应内服与外治结合,内服以汤药浓煎,多次频服,或以膏散剂型;外治以敷贴、针灸、推拿,兼以自我锻炼。

(四)合理营养,增强信心

胃缓者多脘腹坠胀,食欲缺乏,消瘦,存在营养不良,久而影响康复的信心,出现焦虑或抑郁的情绪。膳食应荤素搭配,食材新鲜,营养合理,做工精细;忌肥甘厚腻、粗糙不易消化之物。也要注意调节患者的情绪,并得到患者家庭的支持,以增强康复的信心。

七、预防调护

(1)加强体育锻炼,如仰卧起坐、俯卧撑等可增加肌力,有助于防治本病。

(2)饮食营养丰富,烹调以蒸、煮、炖为主,宜少吃多餐,餐后宜平卧少许时间;进餐定时,细嚼慢咽,禁止暴饮暴食,避免进食不易消化的食物,如坚硬、粗糙、油腻及粗纤维的食品。

(3)经产多胎易致腹壁松弛,应计划生育,少生优生。

(4)保持心情舒畅,生活作息规律,避免过度劳累。

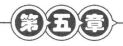

肝胆系病证

第一节　肝　著

一、临床诊断

（一）症状与体征

（1）上腹右胁下部发生疼痛，有胀痛、刺痛、隐痛、剧痛等不同疼痛性质，可伴有右上腹部压痛。

（2）常伴食欲缺乏，厌食油腻，腹胀，恶心呕吐，嘈杂，泛酸，嗳气等上消化道症状。

（3）起病缓慢，多反复发作，发病多有诱因，如饱餐油腻，情绪焦躁、暴怒，过度劳累等。

（二）辅助检查

消化系彩超、CT、MRI、肝功能、肝炎系列、病毒定量检测等理化检查有明确的病毒性肝病、脂肪肝、胆囊炎等疾病，并排除其他引起上腹部疼痛的疾病。

二、病证鉴别

（一）肝著与真心痛

真心痛是心经病变所引起的心痛证，相当于西医学的急性冠脉综合征。真心痛多见于中老年人，有时可出现上腹痛，但多有高血压、糖尿病等病史，主要表现为起病较急，当胸而痛，且多为刺痛，有压榨感，动辄加重，痛引肩背，常伴心悸气短、汗出肢冷，病情危急。正如《灵枢·厥论》曰："真心痛，手足青至节，心痛甚，旦发夕死，夕发旦死。"其病变部位、疼痛程度与特征、伴随症状及其预后等方面,与肝著有明显区别。

(二)肝著与腹痛

腹痛是以胃脘以下,耻骨毛际以上部位疼痛为主症,多相当于西医学的急、慢性胰腺炎以及外科急腹症(包括肠梗阻、腹膜炎、肠穿孔、宫外孕等),肝著以上腹部右胁下发生疼痛,有胀痛、刺痛、隐痛、剧痛等不同疼痛性质,可伴有上腹部压痛。这就要从其疼痛的主要部位和如何起病来加以辨别。

(三)肝著与肠痛

肠痛(急性阑尾炎)病变初起,多表现为突发性胃脘部疼痛,随着病情的变化,很快由胃脘部转移至右下腹部疼痛为主,且痛处拒按,腹皮拘急,右腿屈曲不伸,转侧牵引则疼痛加剧,多可伴有恶寒、发热、便秘等症。肝著患者始终局限于右胁下,一般无发热。

(四)肝著与胃癌

胃癌多以胃痛为主要症状,可伴呕血、黑便、消瘦等证。如胃痛日久,反复发作,伴消瘦、呕血、黑便等症者,更需详细询问病史,注意体格检查(包括左锁骨上淋巴结的触诊),同时及时行上消化道钡餐造影和电子胃镜等检查以明确诊断。

(五)西医鉴别诊断

(1)经电子胃镜、上消化道钡餐检查,可与急、慢性胃炎,胃十二指肠溃疡病,胃黏膜脱垂、胃癌做鉴别诊断。

(2)血常规、腹部 X 线检查可与肠梗阻、肠穿孔等做鉴别诊断。

(3)心肌酶谱、肌钙蛋白、心电图检查可与心绞痛、心肌梗死做鉴别诊断。

三、病机转化

肝著的病位主要在肝胆,其病因病机除气滞血瘀,直伤肝胆,同时和脾胃、肾、心有关。实证以气滞、血瘀、湿热为主,虚证多属阴血亏损,肝失所养。

(一)肝气郁结

情志抑郁,或暴怒伤肝,肝失条达,疏泄不利,气阻络痹,而致肝著。

(二)瘀血停着

气郁日久,血流不畅,瘀血停积,胁络痹阻出现肝著;或强力负重,胁络受伤,瘀血停留,阻塞胁络,致使肝著。

(三)肝胆湿热

外湿内侵,或饮食所伤,脾失健运,痰湿中阻,气郁化热,肝胆失其疏泄,导致肝著。

(四)肝阴不足

久病或劳欲过度,精血亏损,肝阴不足,血虚不能养肝,使脉络失养,亦能导致肝著。

四、辨证论治

(一)辨证思路

1.辨虚实

一般来说,病程短,病势急,因肝郁气滞、血瘀痹阻或外感湿热之邪所致的肝著属实,证见疼痛剧烈,脉弦实有力。病程长、病势缓,因肝血不足、络脉失养所致属虚,证见疼痛隐隐,久久不解而喜按,脉弦细无力。

2.辨气血

一般来说,气滞以胀痛为主,且游走不定,痛无定处,时轻时重,症状的轻重每与情绪变化有关;血瘀以刺痛为主,且痛处不移,疼痛持续不已,局部拒按,入夜尤甚。

3.辨外感、内伤

外感是由湿热外邪侵犯肝胆,肝胆失于疏泄条达而致,伴有寒热表证,且起病急骤,同时可出现恶心、呕吐或目睛发黄、小便黄等症状,舌质红,苔黄腻,脉浮数或滑数;内伤是由肝郁气滞,瘀血内阻,或肝阴不足所引起,不伴有恶寒、发热的表证,且其病缓,病程长。

(二)治疗原则

肝著的治疗原则应根据"柔肝疏肝""活血化瘀""软坚散结""清利湿热""化痰"的理论,结合肝胆的生理特点,灵活运用。实证宜用理气、活血;虚证宜用滋阴、柔肝。

(三)分证论治

1.肝气郁结

(1)症状:以胀痛为主,走窜不定,疼痛每因情绪而增减,胸闷气短,食少纳呆,嗳气频作,苔薄,脉弦。

(2)病机分析:肝气失于条达,阻于脉络,故胁肋胀痛。气属无形,时聚时散,聚散无常,故疼痛走窜不定。情志变化与气之郁结关系密切,故疼痛随情志变化而有所增减。肝经气机不畅,故胸闷气短。肝气横逆,易犯脾胃,胃气上逆故食少嗳气。脉弦为肝郁之象。

(3)治法:疏肝理气。

(4)代表方药:柴胡疏肝散加减。方中柴胡疏肝,配香附、枳壳、陈皮以理气;川芎活血;芍药、甘草以缓急止痛。

(5)加减:胁痛重者,酌加青皮、川楝子、郁金以增强理气止痛的作用。若气郁化火,证见胁肋掣痛,心急烦躁,口干口苦,尿频便秘,舌红苔黄,脉弦数,可去川芎,加丹皮、栀子、黄连、川楝子、延胡索等以清肝理气、活血止痛。若气郁化火伤阴,证见胁肋隐痛,遇劳加重,心烦头晕,睡眠欠佳,舌红苔薄,少津,脉弦细数,可去川芎,加当归、何首乌、枸杞、丹皮、栀子、菊花等以滋阴清热。若肝气横逆,脾失健运,证见胁痛肠鸣腹泻者,可加白术、泽泻、薏苡仁等以健脾止泻。若胃失和降,证见恶心呕吐者,可加陈皮、半夏、藿香、砂仁、苏叶、生姜等以降逆行气和胃止呕。

2.瘀血停着

(1)症状:以刺痛为主,痛有定处,入夜更甚,胁下或见癥块,舌质紫暗,脉沉弦涩。

(2)病机分析:肝郁日久,气滞血瘀,或跌仆损伤,致瘀血停着,痹阻脉络,故胁痛如刺,痛处不移,入夜尤甚。郁结停滞,积久不散,则渐成癥块。舌质紫暗,脉沉弦涩,均属血瘀内停之征。

(3)治法:祛瘀通络。

(4)代表方药:旋覆花汤加减。方中茜草活血通经,旋覆花理气止痛。

(5)加减:方中可酌加郁金、桃仁、延胡索、归尾等以增强理气活血之力。若瘀血较重者,可用复原活血汤加减以活血祛瘀,通经活络。方中大黄、山甲、桃仁、红花破瘀散结、当归养血行瘀;柴胡疏肝行气,引药入经。若胁下有癥块,而正气未衰者,可加三棱、莪术、土鳖虫等以增强破瘀消坚之力。

3.肝胆湿热

(1)症状:胁痛,口苦,胸闷,纳呆,恶心、呕吐,目赤或目黄,身黄,小便黄赤,舌苔黄腻,脉弦滑数。

(2)病机分析:湿热蕴结于肝胆,肝络失和,胆不疏泄,故胁痛、口苦。湿热中阻,升降失常,故胸闷、纳呆,恶心、呕吐。肝开窍于目,肝火上炎,则目赤。湿热交蒸,胆汁不循常道而外溢,可出现目黄、身黄、小便黄赤。舌苔黄腻,脉弦滑数,均为肝胆湿热之征。

(3)治法:清热利湿。

（4）代表方药：龙胆泻肝汤加减。方中以龙胆草泻肝胆湿热，栀子、黄芩清热泻火，木通、泽泻、车前子清热利湿。

（5）加减：可酌加川楝子、青皮、郁金、半夏等以疏肝和胃，理气止痛。若发热黄疸者，可加茵陈、黄柏以清热利湿除黄。若湿热煎熬，结成砂石，阻滞胆道，证见胁肋剧痛，连及肩背者，可加金钱草、郁金、鸡内金、海金沙、乌药等以利胆排石。若热盛伤津，大便秘结，腹部胀满者，可加大黄、芒硝以泄热通便。

4.肝阴不足

（1）症状：胁肋隐痛，悠悠不休，遇劳加重，口干咽燥、心中烦热，失眠，头晕目眩，舌红少苔，脉弦细而数。

（2）病机分析：肝郁日久化热，耗伤肝阴，或久病体虚，精血亏损，不能濡养肝络，故胁肋隐痛，悠悠不休，遇劳加重。阴虚易生内热，故口干咽燥，心中烦热，失眠。精血亏虚，不能上荣，故头晕目眩。舌红少苔，脉弦细而数，均为阴虚内热之象。

（3）治法：养阴柔肝。

（4）代表方药：一贯煎加减。方中生地、枸杞滋养肝肾以滋水涵木，沙参、麦冬滋养肺肾以扶金制木，当归养肝血，川楝子理肝气。

（5）加减：若心中烦热，失眠可加焦栀子、炒枣仁、柏子仁以清热安神；若头晕目眩可加黄精、女贞子、墨旱莲、菊花以益肾清肝。

（四）其他疗法

1.单方验方

（1）青黛、明矾，共研细末，装入胶囊，每次2粒，每天3次，口服，具有清热退黄的作用。可用于黄疸经久不退，特别是淤胆型肝炎的患者。

（2）大黄甘草汤：生甘草10 g，生大黄15 g（后下）。水煎，每天1剂，分2次服，用于急性病毒性肝炎。

（3）茵板合剂：茵陈蒿15 g，板蓝根35 g。水煎2次，将药汁一起浓煎至200 mL，加白糖，每次100 mL，每天2次。主治急性黄疸型肝炎。

（4）降酶合剂：贯众15 g，牡丹皮20 g，败酱草30 g，茯苓20 g。用于慢性肝炎谷丙转氨酶升高者。

（5）复方水飞蓟蜜丸：水飞蓟、五味子各半，制成蜜丸，每丸含生药10 g，每次1丸，天3次。用于慢性肝炎血清丙氨酸氨基转移酶升高者。

（6）茅根木贼汤：白茅根15 g，木贼草15 g，板蓝根30 g，水煎服。适用于小儿急性肝炎，梗阻性黄疸。

(7)木瓜冲剂:木瓜生药 15 g,加蔗糖制成粉末颗粒,包装成药品备用。每次 1～2 包。主治急性黄疸型肝炎。

(8)泥鳅数条,放烘箱内烘干(温度 100 ℃为宜),研成粉末。每服 10～12 g,每天 3 次,饭后服。功能清热祛湿,退黄解毒。适用于急性黄疸性肝炎。

(9)柳芽 10 g,开水冲泡代茶频饮。具有清热、利尿、解毒功效。适用于黄疸型肝炎。

(10)车前草 30 g,煎服,每天 1 剂。用治于急性黄疸性肝炎。

(11)田基黄、螃琪菊,煎服,每天 1 剂。用于急性肝炎、慢性活动性肝炎。

(12)鸡骨草 30～60 g,煎服。用于退黄。

(13)垂盆草 30 g,水煎服,每天 1 次,连服 2 周为 1 个疗程。适用于各型肝炎引起的胁痛。

2.针灸疗法

(1)实证:取厥阴、少阳经穴为主。毫针刺用泻法。

处方:期门、支沟、阳陵泉、足三里、太冲。

方义:肝与胆为表里,厥阴、少阳之脉,同布于胁肋。故取期门、太冲循经远取支沟、阳陵泉以疏肝胆经气,使气血畅通,奏理气止痛之功。佐以足三里和降胃气而消痞。

(2)虚证:取背俞穴和足厥阴经穴为主。毫针刺用补法,或平补平泻。

处方:肝俞、肾俞、期门、行间、足三里、三阴交。

方义:肝阴血不足,取肝俞、肾俞,用补法可充益肝肾之阴。期门为肝之募穴,近取以理气。行间为肝之荥穴,用平泻法以泻络中虚热。配足三里、三阴交扶助脾胃,以滋生化之源。

第二节 肝 癖

一、临床诊断

(一)症状与体征

(1)肝区疼痛或胀闷,或仅有右侧胁肋部轻微不适感。

(2)常伴疲乏,腹胀不适,纳呆,口黏口苦,恶心,嗳气,泛酸等消化系统症状,形体多肥胖。

（3）起病多缓慢，多有过食肥甘厚腻，长期饮酒，体力劳动及体育锻炼较少等不良生活习惯。

（4）右肋下可触及稍肿大之肝脏，表面光滑，触痛不明显。

（5）实验室检查可有血脂增高及肝功能异常，肝脏 B 超及 CT 提示脂肪肝，肝活检组织学改变符合脂肪性肝病的病理学诊断标准。

（二）辅助检查

肝组织学检查（简称肝活检）是目前本病诊断及分类鉴别最可靠手段，可准确判断肝组织脂肪贮积、炎症和纤维化程度。而影像学检查是目前诊断本病常用的检查方法，其中 B 超已作为拟诊脂肪肝的首选方法，B 超检查可大致判断肝内脂肪浸润的有无及其在肝内的分布类型，但 B 超检查对肝内脂肪浸润程度的判断仍不够精确，并且对肝内炎症和纤维化的识别能力极差。而 CT 腹部平扫对脂肪肝的诊断有很高的敏感性，局灶性脂肪肝有其特征性 CT 表现，可用于评估药物防治脂肪肝的效果。目前尚无一种定性或定量诊断脂肪性肝病的实验室检查指标，但血液实验室检查对于判断脂肪肝的病因、可能的病理阶段及其预后有一定的参考价值。包括肝功能、血脂、血糖、血清纤维化指标等检查。此外，身高、体重、腰围、臀围、体重指数（BMI）（BMI ＝ 体重/身高^2）、腰臀比（WHR）（WHR ＝ 腰围/臀围）也与本病发病密切相关。

二、病证鉴别

（一）肝癖与胁痛

肝癖与胁痛均可出现胁肋部疼痛不适症状，但胁痛多不伴胁下积块，起病可急可缓，发作时多伴有情志不舒，胁痛病因除饮食、情志、劳欲等内因外，尚有外感湿热、跌仆损伤等外因，多对应于西医学的急、慢性肝炎，胆系疾病，肋间神经痛及胁肋部外伤等；而肝癖可出现胁下痞块，起病缓慢，除肥胖外早期可无明显临床症状，病因多为内伤所致，对应于西医学的脂肪肝。

（二）肝癖与肝著

肝癖又名肝胀。肝著病名出自《金匮要略·五脏风寒积聚病脉证并治》："肝着（著），其人常欲蹈其胸上，先未苦时，但欲饮热，旋覆花汤主之。"肝著是因肝热病、肝瘟等之后，肝脏气血瘀滞，著而不行，以右胁痛，右胁下肿块，用手按捺捶击稍舒，肝功能异常等为主要表现疾病。本病主要指西医学所说的慢性肝炎，包括慢性迁延性肝炎和慢性活动性肝炎。以胸胁部痞闷不舒,甚或胀痛,用手按捺捶击稍舒,并喜热饮,一般有急性发病史,体型多不胖,肝功能异常,血清病毒学及B超等检查可资鉴别。

(三)肝癖与肝积

肝积是以右胁痛,或胁下肿块,腹胀纳少及肝瘀证候为主要表现的积聚类疾病。《脉经·平五脏积聚脉证》曰:"诊得肝积,脉弦而细,两胁下痛……身无膏泽……爪甲枯黑。"肝积多由肝著发展而来,而且可进展为鼓胀、肝癌。对应于西医学的肝硬化,相应的血液及影像学检查可确诊。肝癖虽同样有胁痛,胁下肿块及消化道症状,但一般无明显消瘦及淤血、出血征象,血脂升高及影像学检查发现脂肪肝有助于鉴别。

(四)肝癖与肝痨

肝痨是因痨虫侵及肝脏,阻碍疏泄,耗吸营养,蚀耗肝阴。以右胁痛,右胁下肿块,潮热,盗汗,消瘦等为主要表现的痨病类疾病,对应于西医学的肝结核。既往结核病史或肝外结核发现对诊断有提示作用,相应结核相关检查和对抗结核药物治疗有效有助于确诊。肝癖多形体肥胖,无结核病史,不会出现结核中毒症状。

(五)肝癖与肝瘤、肝癌

肝瘤、肝癌B超及CT等检查可见局限性占位性病变,而非弥漫性肝大。

三、病机转化

肝癖多因饮食不节、劳逸失度、情志失调、久病体虚、禀赋不足等因素导致脾失健运、肝失疏泄、肾失气化,痰浊、瘀血内生,日久互结于胁下。

(一)病机关键

病机关键在于脏腑功能失调,气血津液运行失常,痰浊瘀血蕴结于肝,饮食不节,劳逸失度,伤及脾胃,脾失健运,或情志失调,肝气郁结,肝气乘脾,脾失健运,或久病体虚,脾胃虚弱,脾失健运,导致湿浊内停;湿邪日久,郁而化热,而出现湿热内蕴;禀赋不足或久病及肾,肾精亏损,气化失司,痰浊不化,蕴结于内,阻滞气机,气滞血瘀,瘀血内停,阻滞脉络,最终导致痰瘀互结。

(二)病位在肝,涉及脾、肾、胆、胃等脏腑

肝的疏泄功能正常,则气机调畅,气血和调,津液敷布。若失其疏泄,则气机不畅,水道不利,气津不化,气血津液输布代谢障碍,水停饮聚,凝而成痰成脂,阻

于经络,聚于脏腑。同时,肝的疏泄功能正常,是脾胃正常升降的重要条件,肝主疏泄,脾主运化,两者关系密切,相互协调。正所谓"肝木疏土,脾土荣木,土得木而达之,木赖土以培之"。若肝之疏泄功能失常,直接影响脾的运化升清功能。表现为肝失疏泄,脾失健运,精微不布,聚湿生痰,壅于肝脏,日久渐积,终致肝癖。

此外,肝之疏泄功能还体现在胆汁的分泌与排泄方面。而胆汁正常分泌和排泄,有助于脾胃的运化功能,若肝失疏泄,胆不能正常泌输胆汁,净浊化脂,则浊脂内聚于肝,也可形成肝癖。

饮食入胃,其消化吸收过程虽然在胃和小肠内进行,但必须依赖于脾的运化功能,才能将水谷化为精微,再经脾的转输和散精功能把水谷精微"灌溉四旁",布散周身。脾的运化功能健旺,津液上升,糟粕下降,就能防止气血津液发生不正常的停滞,阻止痰湿浊瘀等病理产物的生成;反之,则导致气血津液停滞,痰湿膏脂内蕴。

肾主体内五液,有维持体内水液平衡的功能。肾中阳气亏虚,气化失司,不能温煦脾阳,则津液内停,清阳不升,浊阴不降,清从浊化,津液内停化为痰浊。若肾阳不足,气化功能减弱,不能蒸化津液,液聚脂凝而成肝癖。若房室不节,暗耗肾精,或久病伤阴途穷归肾,或热入下焦,劫耗肾精,皆可致肾阴亏虚。肝肾同源,肾阴受伐,水不涵木,肝之阴血愈亏,阴虚火旺灼津成痰成瘀,或阴损及阳,气化失司,津液内停,或肝失疏泄,脾失健运,浊瘀停聚于肝而成肝癖。

(三)病理性质属本虚标实,以脾肾亏虚为本,痰浊血瘀为标

盖肝主疏泄,脾主运化,肾司气化,人之一身气血津液有赖于肝、脾、肾等脏腑的功能协调有节,否则,必然会引起气血津液的代谢失常,滋生本病;故其虚为本,其实为标,"本虚标实"是本病的重要特征。就邪实而言,主要是痰湿热瘀阻于经络,结于胁下而成。痰之为物,随气升降,无处不到。若流注经络,则脉络阻滞;结于局部,则成痰核积聚。痰来自津,瘀本乎血。痰浊停滞,脉道不利,瘀血滋生,可致痰瘀互结。肝癖患者每有痰湿阻滞,气机不利,血行不畅,则瘀血阻络蕴而不散,津液涩渗,蓄而不去,积于胁下则伤肝。痰浊瘀血蕴结,日久化热;或肝炎后治疗不彻底,湿热未清,加以肥甘油腻、酒食过多皆能助湿生热,最终导致痰湿热瘀蕴结肝胆,形成肝癖。

(四)病程有早、中、晚之分,在气在血之别

肝癖早、中期,以痰湿偏盛为主,痰湿可以热化;随着病情进展,血瘀之征渐露;晚期以血瘀居多,痰湿少见;早期肝气不疏为主,肝郁可以化火,也可以出现肝胆湿热;继之为气滞血瘀,日久则可出现肾气亏虚;郁热、湿热及痰热又可耗伤阴血。对于脏腑虚实的转化,早期多见脾气虚、肝气郁结,继之肝郁气滞、脾虚益甚,日久肝脾肾俱虚,既有肝脾气血亏虚,又伴肾精耗损。

(五)病延日久,变证丛生

肝癖迁延日久,久病入络,可致痰瘀阻络,气、血、津液运行障碍,水湿停蓄体内,而生鼓胀、水肿等变证。或瘀血阻络,血不循经,而出现呕血、便血等血证之表现。或气滞血瘀痰凝日久,内结于腹中,而成积聚之证。

四、辨证论治

(一)辨证思路

1.辨虚实

本病病性属本虚标实,临床表现为虚实夹杂之证,故首先应辨别本虚与标实之轻重,以标实为主者,体质多较壮实,胁肋部胀满疼痛较明显,苔多浊腻,脉多弦而有力;而以正虚为主者,病程较长,多见羸弱、神疲乏力、纳呆腹胀、腰膝酸软、胁肋部隐痛不适等症,舌质暗,脉多细弱无力。

2.辨气血

本病初期多以气滞为主,多见胁肋部胀满疼痛,情志不舒,遇忧思恼怒加重,喜叹息,得嗳气、矢气稍舒,舌淡红,脉弦;日久可见气滞血瘀或痰瘀阻络,症见胁肋部隐痛,痛势绵绵或为刺痛,痛处固定,胁下痞块,伴面色晦暗,舌暗,脉弦涩等。

3.辨邪气

本病以气滞、血瘀、痰湿、郁热为标,临床尚须仔细辨别邪气的种类。以气滞为主要表现者,多见胁肋部胀痛,胸闷,喜叹息,烦躁易怒,脉弦等。以血瘀为主要表现者,多见胁下痞块,刺痛或钝痛,面色晦暗,舌质紫暗或有瘀点、瘀斑,脉涩等。以痰湿为主者,多见形体肥胖,胁肋部胀闷不适,胸闷腹胀,纳呆便溏,头昏乏力,苔腻,脉滑等。郁热为主者,多见口干口苦,身目发黄,大便不爽,小便短赤,舌红苔黄,脉数等。

4.辨脏腑

本病到后期多有正气亏虚表现,临床以肝、脾、肾三脏的亏虚尤为多见,故临床还须结合脏腑辨证以确定治疗的重点。以肝之阴血不足为主要表现者,多有眩晕,两目干涩,胁肋部隐痛,口干,急躁易怒等。脾虚多见阳气的亏虚,可出现腹胀,纳呆,呕恶,便溏,四肢不温等表现。肾主一身之阴阳,临床可表现为肾阴或肾阳的不足,其中以肾阳虚临床较为多见,表现为腰膝冷痛,畏寒喜暖,下肢乏力,反应迟钝,面色㿠白,舌淡胖,边有齿痕,脉沉细等。

肝癖早期邪气不盛,正气尚足,治疗以祛邪和调理脏腑功能为主,通过适当的调治可完全康复;若失治、误治,病情进展,痰瘀互结,正气渐虚,则治疗颇为棘手,需攻补兼施,疗程较长且病情易于反复,但只要调治得当,持之以恒,仍有可能完全康复;肝癖晚期,正气大衰,邪气留着,治疗则应以扶正为主,兼以祛邪,而且"肝癖"后期可发展为肝积、鼓胀等病证,并可出现水肿、血证、神昏等危重变证,治疗困难,预后不佳。

(二)治疗原则

肝癖的病机关键为脏腑功能失调,气血津液运行失常,痰浊瘀血蕴结于肝,因此治疗应以祛邪为主,可以采用化痰祛瘀之法,同时注意调理脏腑(肝、脾、肾)功能,既有利于痰瘀等邪气的祛除,又可防止产生新的病邪,达到治病求本的目的。另外,还应重视病因治疗,如嗜酒者戒酒,喜食肥甘厚腻者应改为清淡饮食,肥胖者进行必要的体育锻炼以消耗脂肪,减轻体重等。

(三)分证论治

1.肝郁气滞

(1)症状:肝区不适,两胁胀痛,抑郁烦闷,胸闷、喜叹息。时有嗳气,纳食减少,大便不调,月经不调,乳房胀痛。舌质红,苔白而薄,脉弦滑或弦细。

(2)病机分析:情志不舒导致肝失疏泄,气机郁滞,则可出现肝区不适,两胁胀痛,胸闷,乳房胀痛,抑郁烦闷,喜叹息等;脾胃升降失调,胃气上逆则可出现嗳气,脾失健运则可见纳呆食少,大便不调;肝失疏泄还可导致月经不调,脉呈弦象。

(3)治法:疏肝理气。

(4)代表方药:柴胡疏肝散加减,药用醋柴胡、枳壳、泽泻、陈皮、法半夏、郁金、白芍、大黄、山楂、生甘草。

(5)加减:气郁化火而见舌红苔黄、头晕目眩,急躁易怒者,加夏枯草、青黛、丹皮、栀子等泻肝经实火;伴阴血亏虚,口干,五心烦热,腰膝酸软者,加当归、生地、制首乌、枸杞等滋阴清热,养血柔肝。

2.肝郁脾虚

(1)症状:胁肋胀闷,抑郁不舒,倦怠乏力,腹痛欲泻。腹胀不适,食欲缺乏,恶心欲吐,时欲太息。舌质淡红,苔薄白或白,有齿痕,脉弦细。

(2)病机分析:因忧思不解,可致肝失疏泄,脾失健运,气机郁滞故见胁肋胀闷,抑郁不舒,时欲太息;运化不及则可见腹胀、纳呆,恶心欲吐;肝气乘脾,故见腹痛欲泻;舌淡边有齿痕为脾虚之象,而脉弦则为肝郁之征。

(3)治法:疏肝健脾。

(4)代表方药:逍遥散加减,药用醋柴胡、炒白术、薄荷、炒白芍、当归、茯苓、山楂、生姜、生甘草。

(5)加减:肝郁明显者加香附、郁金、川楝子疏肝理气;脾虚明显者加山药、白扁豆、党参等益气健脾;血虚头晕、心悸、失眠者可加生熟地、枸杞、酸枣仁等或以归脾汤为主方养血安神;有血瘀者加川芎、丹参、蒲黄、五灵脂等活血化瘀。

3.痰湿内阻

(1)症状:体态肥胖,右胁不适或胀闷,周身困重,大便黏滞不爽。脘腹胀满,倦怠无力,食欲缺乏,头晕恶心。舌质淡,舌苔白腻,脉沉滑。

(2)病机分析:素体肥胖者形有余而气不足,脾胃运化无力,痰湿内生,阻遏气机,肝气不舒,故见右胁不适或胀闷;清阳不升,浊阴不降故见头晕恶心,腹胀纳呆;湿邪阻遏,阳气不得敷布,故见周身困重,倦怠无力;舌淡,苔白腻,脉沉滑均为痰湿内阻之象。

(3)治法:健脾益气,化痰祛湿。

(4)代表方药:二陈汤加减,药用法半夏、陈皮、茯苓、泽泻、莱菔子、山楂、葛根、黄精、生白术、藿香、甘草。

(5)加减:痰湿郁而化热,症见口干、口苦、舌红、苔黄腻者,加茵陈、胆南星、竹茹等清热化湿;腹胀明显者加苍术、厚朴、枳实等燥湿醒脾,理气消胀;脾虚倦怠乏力,面色无华,纳食呆滞者加党参、山药、黄芪、神曲、炒二芽等益气健脾,消食和胃。

4.湿热蕴结

(1)症状:右胁肋部胀痛,周身困重,脘腹胀满或疼痛,大便黏腻不爽。身目发黄,小便色黄,口中黏滞,口干口苦。舌质红,舌苔黄腻,脉弦滑或濡数。

(2)病机分析:过食肥甘厚腻及辛辣炙煿可致湿热内生,或病后湿热未清,蕴结于中焦,熏蒸肝胆,故见胁肋胀痛,身目发黄;湿热壅滞,中焦气机不利,故见腹胀,周身困重,口中黏腻,口干口苦;湿热下注,故见大便黏腻不爽,小便色黄;舌红,苔黄腻,脉弦滑或濡数均为湿热内蕴之象。

(3)治法:清热利湿。

（4）代表方药：茵陈蒿汤加减，药用茵陈、栀子、大黄、虎杖、厚朴、车前草、茯苓、生白术、猪苓、泽泻。

（5）加减：胁痛明显者加柴胡、郁金、延胡索、川楝子等加强疏肝理气止痛；兼有血瘀而见胁肋刺痛，舌质紫暗者加土鳖虫、王不留行、穿山甲或配合膈下逐瘀汤以活血通络；湿热伤阴而见腰膝酸软，口干咽燥，五心烦热，舌红少苔者，加麦冬、枸杞、天花粉、石斛滋阴润燥。

5.痰瘀互结

（1）症状：胁肋刺痛或钝痛，胁下痞块，面色晦暗，形体肥胖。胸脘痞满，咯吐痰涎，纳呆厌油，四肢沉重。舌质暗红、有瘀斑，舌体胖大，边有齿痕，苔腻，脉弦滑或涩。

（2）病机分析：痰浊蕴结日久，气血运行瘀滞，痰瘀互结于胁下，故见胁肋刺痛，胁下痞块；痰湿内蕴，脾胃运化失常，故见胸脘痞满，纳呆厌油，咯吐痰涎；气血不畅，难以通达头面四肢，故见面色晦暗，肢体困重；舌体胖大色暗，苔腻，脉弦滑或涩均为痰瘀内阻之象。

（3）治法：活血化瘀，祛痰散结。

（4）代表方药：膈下逐瘀汤合二陈汤加减，药用柴胡、当归、桃仁、五灵脂、穿山甲、丹皮、赤芍、大腹皮、茯苓、生白术、陈皮、半夏、枳实。

（5）加减：痰热明显，症见咯痰黄稠，胸闷心烦，大便秘结者加竹茹、胆南星、全瓜蒌、大黄等清热化痰，通腑泄浊；胁腹部胀满较甚者加香附、川楝子、槟榔、厚朴等理气消胀；兼有肝肾亏虚，腰膝酸软，头晕眼花者，可配合一贯煎合六味地黄丸加减以滋补肝肾。

（四）其他疗法

1.单方验方

（1）丹参 20 g，陈皮 6 g，加水微煎代茶饮。适用于气滞血瘀者。

（2）佛手、香橼各 6 g，加水微煎代茶饮。适用于肝郁气滞者。

（3）丹参、山楂各 15 g，檀香 9 g，炙甘草 3 g，加水微煎代茶饮。适用于瘀血阻络者。

（4）赤小豆、薏苡仁各 50 g，加水熬粥，适量温服。适用于湿邪困脾者。

（5）山楂 10 g，毛冬青 20 g，水煎服。适用于痰瘀互结者。

（6）生山楂、麦芽各 10 g，水煎服。适用于痰湿内蕴兼有食积者。

（7）茵陈 15 g，水煎代茶饮。适用于湿热蕴结者。

（8）山楂 30 g，葛根 15 g，明矾 1.2 g，水煎服。适用于痰湿内蕴者。

（9）半夏 5 g，瓜蒌皮 5 g，生山楂 5 g，丹参 5 g，生麦芽 5 g，水煎服。适用于痰湿阻滞者。

（10）何首乌 6 g，桑寄生 18 g，黄精 10 g，水煎服。适用于肝肾不足者。

2.中成药疗法

（1）强肝胶囊：每次 3 粒，每天 3 次，适用于脾虚气滞、湿热内阻证。

（2）逍遥散：每次 6～9 g，每天 1～2 次，适用于肝郁脾虚证。

（3）桑葛降脂丸：每次 4 g，每天 3 次，适用于脾肾亏损，痰湿瘀阻证。

（4）茵栀黄颗粒：每次 1 袋，每天 3 次，适用于湿热内蕴证。

（5）大黄䗪虫丸：每次 5 g，每天 3 次，适用于痰瘀互结者。

（6）绞股蓝总苷片（胶囊）：每次 2～3 片（粒），每天 3 次，适用于气虚痰阻证。

（7）壳脂胶囊：每次 5 粒，每天 3 次，适用于痰湿内阻、气滞血瘀或兼有肝肾不足郁热证。

（8）血脂康胶囊：每次 2 粒，每天 2～3 次，适用于脾虚痰瘀阻滞证。

3.针灸疗法

针灸具有降脂、阻断胰岛素抵抗及过氧化反应的功效，一般取穴丰隆、足三里、太冲、肝俞、三阴交等，根据患者的情况采取不同手法及方式，或补或泻，或针或灸，或采用其他穴位刺激法。同时，根据辨证加减，肝郁气滞者加行间，用泻法；肝肾两虚者加太溪、照海、复溜，用补法；瘀血内阻者加血海、地机，用泻法；痰湿困脾者加公孙、商丘，用泻法，每次取 6～7 个穴位，留针 30 分钟，期间行针1 次，15 次为 1 个疗程。另外还可选用穴位注射法：复方丹参注射液 2 mL，实证选双侧丰隆、阳陵泉交替穴位注射，虚证选双侧三阴交、足三里交替穴位注射。也可选用穴位埋线法：穴位埋线是将羊肠线埋入穴位，利用羊肠线对穴位的持续刺激作用治疗疾病的方法。9 号注射针针头作套管，28 号 2 寸长的毫针剪去针尖作针芯，00 号羊肠线。埋线多选肌肉比较丰满的部位的穴位，以背腰部及下肢穴位最常用。但取穴要精简，每次埋线 1～3 穴，可双侧取穴，可间隔 15～20 天治疗 1 次。

4.外治疗法

（1）行气消瘀膏：川芎 12 g，香附 10 g，柴胡、芍药、青皮、枳壳各 6 g。将上述药物研细末，调拌麻油或其他辅料贴于大包、期门、章门等穴位处，可消胁下积块，适用于肝脾大者。

（2）朱代群等采用 DSG-Ⅰ生物信息电脑肝病治疗仪联合自拟中药（茵陈蒿、栀子、大黄、丹参、虎杖、泽泻、垂盆草、陈皮等，白醋浸泡备用）和肝清解液湿巾，外敷照射区，将中药离子导入肝络治疗脂肪肝，取得了不错的疗效。

第三节 黄 疸

一、临床诊断

（1）目黄、身黄、尿黄。以目睛发黄为主。因为目睛发黄是最早出现、消退最晚，而且是最易发现的指征之一。

（2）患病初期，常有类似胃肠感冒的症状，三五天以后，才逐渐出现目黄，随之溲黄与身黄。急黄表现为黄疸起病急骤，身黄迅即加深，伴见高热，甚或出现内陷心包、神昏痉厥等危候。

（3）有饮食不节或饮食不洁、肝炎接触或使用化学制品、药物等病史。

（4）血常规、尿常规检查，血生化肝功能检查，如血清总胆红素、尿胆红素、尿胆原、直接或间接胆红素、转氨酶测定，B超、CT、胆囊造影等，以及肝炎病毒学指标、自身免疫性肝病检测指标等，有助于黄疸诊断，并有利于区别细胞性黄疸（病毒性肝炎等）、梗阻性黄疸（肝胆及胰腺肿瘤、胆石症等）、溶血性黄疸。

二、病证鉴别

（一）黄疸与萎黄相鉴别

黄疸与萎黄相鉴别（表5-1）。

表 5-1　黄疸与萎黄鉴别要点

	黄疸	萎黄
病因	感受时疫毒邪、饮食所伤、脾胃虚弱、瘀血、砂石阻滞	大失血或重病之后
病机要点	湿浊阻滞，胆液外溢	气血不足，血不华色
目黄	目黄、身黄、溲黄	颜面皮肤萎黄不华，无目黄
兼症	恶心呕吐，腹胀纳呆，大便不调	眩晕、气短、心悸

（二）阳黄、阴黄与急黄相鉴别

阳黄、阴黄与急黄相鉴别（见表5-2）。

表 5-2　阳黄、阴黄与急黄鉴别要点

	阳黄	阴黄	急黄
病因	湿热	寒湿	热毒
病机要点	湿热壅滞	寒湿瘀滞	热毒炽盛,迫及营血
证候特征	黄色鲜明如橘色,伴口干发热,小便短赤,大便秘结,舌苔黄腻,脉弦数	黄色晦暗如烟熏,伴脘闷腹胀,畏寒神疲、口淡不渴,舌质淡,苔白腻,脉濡缓或沉迟	黄色如金,发并迅速,伴神昏,谵语、衄血、便血,肌肤瘀斑,舌质红绛,苔甘燥
预后	治疗及时,预后良好	病情缠绵,不易速愈	病情凶险,预后多差

三、病机转化

黄疸的病位在脾、胃、肝、胆,病性有虚有实,初病多实,久病多虚。发病与湿邪内郁相关。急黄为感受湿热疫毒为患,热毒炽盛,迫及营血,病情急重;阳黄为中阳偏盛,湿从热化,湿热瘀滞,"瘀热以行",或肝胆郁热,胆汁外溢所致;阴黄为中阳不足,湿从寒化,寒湿瘀滞为患,或脾胃虚弱,血败不荣于色所致。总之,黄疸形成的病机,可概括为湿热瘀滞、肝胆郁热与脾虚血败,不荣于色三个方面(图 5-1)。

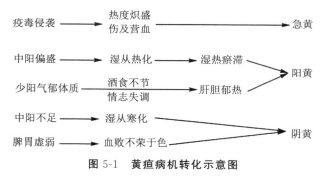

图 5-1　黄疸病机转化示意图

四、辨证论治

(一)治则治法

黄疸初期以实证为主,治疗重在攻逐体内邪气,据其邪气特性,采用相应的治疗方法。阳黄证以清热利湿为主,通利二便是驱逐体内湿邪的主要途径。阳黄证无论湿热之轻重,苦寒攻下法的应用均有利于黄疸的消退,但须中病即止,以防损伤脾阳。急黄证的治疗以清热解毒凉血为主,并随病证变化,灵活应用攻下、开窍之法。阴黄证治疗则依据寒湿或血瘀的病机特点,可采用温化寒湿、化瘀退黄治法。而虚黄的治疗则以健脾生血为原则。久病黄疸的治疗,更当重视健脾疏肝、活血化瘀,以避免黄疸进一步发展为积聚、鼓胀等顽症。

(二)分证论治

湿、毒、虚、瘀是黄疸的主要证候要素。阳黄可分为湿热兼表、热重于湿、湿重于热、肝胆郁热。湿热兼表,多见于黄疸初起,双目白睛微黄或不明显,小便黄,伴恶寒发热等表证;热重于湿以身目俱黄,黄色鲜明,发热口渴为特征;湿重于热也表现为身目俱黄,但黄色不如热重者鲜明,可见头身困重等;肝胆郁热以身目发黄鲜明,右胁剧痛放射至肩背,壮热或寒热往来为特征。阴黄可分为寒湿证和脾虚证,寒湿证以身目俱黄,黄色晦暗,或如烟熏为特征;脾虚证以身目发黄,黄色较淡而不鲜明,肢体倦怠乏力为特征。急黄以发病迅速,身目俱黄,其色如金,高热烦渴甚至发生神昏痉厥为特征。

(三)临证备要

茵陈蒿是治疗黄疸的专药,可用于多种原因所致的黄疸,用量一般为 30～50 g。此外,青叶胆、金钱草、虎杖、郁金、败酱草、车前草等均有退黄之效,临床可酌情选用。

大黄治疗黄疸,古方常用。清代温病学家吴又更认为"退黄以大黄为专攻",主张较大剂量应用大黄。实践证明,在治疗阳黄时,大黄确有很好的疗效,大便干结时,可加玄明粉;大便溏时,可用制大黄。

黄疸多湿热邪毒所致,今人有"治黄需解毒,毒去黄易除"之说。除了茵陈、山栀子、大黄、虎杖以外,蒲公英、连翘、板蓝根、大青叶、白花蛇舌草等清热解毒药或金钱草、车前草等利湿解毒药,临床也很常用。

黄疸多湿热瘀滞,《金匮要略》认为"瘀热以行,脾色必黄",所以黄疸治疗当重视活血化瘀或凉血散血。丹参、茜草、丹皮、赤白芍等,临床常用。所谓"治黄需活血,血行黄易灭",就是在强调黄疸活血化瘀治法的重要。

黄疸病位在脾胃肝胆,久病黄疸表现为肝郁脾虚者也不少见。所以治疗黄疸应该重视疏肝柔肝,调理气血,健脾护胃。同时应该注意扶正益气、化瘀散结、祛邪解毒,方剂可用当归补血汤、当归芍药散、鳖甲煎丸、三甲散等,以防治病情进展到积聚以致引发鼓胀。

虚黄为黄疸的特殊类型,可见于进食蚕豆,或药毒所伤引发,常见面色无华,乏力体倦,小便赤褐色,多虚,当用小建中汤等调补。

（四）常见变证的治疗

1.鼓胀

气、血、水淤积于腹内,常表现为腹大如鼓、皮色苍黄、腹壁青筋暴露,常伴有胁下或腹部痞块,四肢枯瘦等症,舌暗有瘀斑,舌苔腻或舌淡胖,苔白,脉弦滑或细弱,初期以理气和血,利水行湿为法,可以木香顺气散为主方;中期以益气活血,行气利水为法,可用四君子汤合调营饮为主方;晚期当重视并发症,出血者,可用泻心汤或大黄、白及、三七粉凉开水调为糊状,慢慢吐服;神昏者,可用至宝丹或苏合香丸以醒神开窍。

2.积聚

胁下可有癥积,固定不移,胸胁刺痛,拒按,舌暗或淡暗,有瘀斑,脉涩,可用鳖甲煎丸以活血散瘀,软坚散结,如有气血亏虚可合用当归补血汤,或人参养荣汤。

（五）其他疗法

1.中成药疗法

（1）茵栀黄口服液:清热解毒,利湿退黄。适用于湿热毒邪内蕴所致急性、迁延性、慢性肝炎和重症肝炎（Ⅰ型）。也可用于其他型重症肝炎的综合治疗。

（2）清肝利胆胶囊:清利肝胆湿热。适用于肝郁气滞、肝胆湿热未清等症。

（3）茵陈五苓丸:清湿热,利小便。适用于肝胆湿热,脾肺郁结引起的湿热黄疸,胆腑胀满,小便不利。

（4）乙肝解毒胶囊:清热解毒,疏肝利胆。适用于乙型肝炎,辨证属于肝胆湿热内蕴者。

2.针灸疗法

针刺以足三里、阳陵泉、行间、胆囊穴、至阳等为主,发热者可加曲池;湿浊重者可加阴陵泉、地机;胁痛者可加日月、期门;恶心呕吐者可加内关、中脘。多用泻法,留针30分钟,每天1次,两周1个疗程。

第四节 胁 痛

一、临床诊断

（1）以胁肋部一侧或两侧疼痛为主要表现。

（2）疼痛性质可表现为胀痛、刺痛、窜痛、隐痛，多为拒按，间有喜按者。

（3）可伴有胸闷、腹胀、口苦纳呆、嗳气及恶心等症状。

（4）反复发作的病史。

西医学可进行血常规、肝功能、腹部 B 超、腹部 CT 等检查有助于疾病的诊断。

二、病证鉴别

胁痛可与胸痛、胃痛相鉴别（表 5-3）。

表 5-3　胸痛、胃痛与胁痛的鉴别要点

	胸痛	胃痛	胁痛
部位	整个胸部	上腹中部胃脘部	胁肋部
主证	胸部疼痛	胃脘部疼痛	胁肋疼痛
兼证	心悸短气，咳嗽喘息，痰多等心肺病证候	恶心嗳气，吞酸；嘈杂等胃失和降的症状	恶心，口苦等肝胆病症状
实验室检查	心电图、胸片	电子胃镜	腹部 B 超

三、病机转化

胁痛的病位在肝胆，涉及脾、胃、肾等多个脏腑；基本病机主要是肝络失和，其病理变化主要有"不通则痛""不荣则痛"两类。病性属有虚有实，而以实证多见。实证中主要以气滞、血瘀、湿热为主，肝气郁结、瘀血阻滞胁络、湿热壅滞、肝胆疏泄不利均导致气机阻滞，不通则痛，而成胁痛。虚证主要是以阴血亏虚，水不涵木，肝络失养，不荣则痛，而成胁痛。虚实之间可相互转化，临床可见虚实夹杂证（图 5-2）。

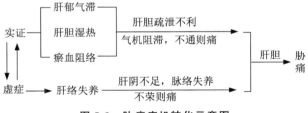

图 5-2　胁痛病机转化示意图

四、辨证论治

（一）治则治法

胁痛病机主要分为"不通则痛""不荣则痛"二者。前者为实证，治则主要是以疏肝通络止痛为主,采用理气、活血、清利湿热之法,遵循"通则不痛"的机理;后者为虚证,治则主要是以补益肝阴,滋养肝络为主,采用滋阴养血柔肝之法,遵循"荣则不痛"的机理。

(二)分证论治

胁痛主要分为实证和虚证,其中实证主要是因肝气郁结、瘀血阻滞胁络、湿热壅滞、肝胆疏泄不利均导致气机阻滞发为胁痛,因此实证主要分为肝郁气滞证、瘀血阻络证及肝胆湿热证。虚证主要是以阴血亏虚,肝络失养发为胁痛,主要有肝络失养证。

(三)临证备要

1.治疗胁痛宜采用柔肝疏肝之品,切忌辛燥伤肝之类

肝脏为刚脏,体阴而用阳,治疗时宜柔肝不宜伐肝,多采用轻灵平和之品,如苏梗、香附、香橼、佛手、砂仁等,切忌伤肝的中药,如姜半夏、蒲黄、桑寄生、山慈姑等,可出现肝区不适,疼痛,肝功异常;超量服用川楝子、黄药子、蓖麻子、雷公藤等,可致药物性肝损害等。

2.龙胆泻肝汤中关于"关木通"的应用

马兜铃科的关木通具有肾毒性,现在改用无毒或小毒的毛茛科的川木通或通草代替关木通。川木通一般用量为 3~6 g。

(四)其他疗法

1.中成药疗法

(1)当飞利肝宁片:清热利湿,益肝退黄。适用于湿热郁蒸而致的黄疸,急性黄疸型肝炎,传染性肝炎,慢性肝炎而见湿热证候者。

(2)茵栀黄口服液:清热解毒,利湿退黄。适用于湿热毒邪内蕴所致急性、迁延性、慢性肝炎和重症肝炎(Ⅰ型)。也可用于其他型重症肝炎的综合治疗。

2.针灸疗法

胁部为足少阳胆经、足厥阴肝经、足太阴脾经所过之处。辨证取穴,主要分为:治疗来源于肝脏的胁痛,应疏肝理气、通络止痛;治疗来源于胆腑的胁痛,应疏肝利胆、行气止痛。

参 考 文 献

[1] 李福凤.中医诊法基本技能实训[M].上海：上海科学技术出版社，2019.

[2] 张庆祥.中医基础理论[M].济南：山东科学技术出版社，2020.

[3] 邹运国.中医诊法入门[M].北京：人民军医出版社，2021.

[4] 何清邻.现代中医临床[M].长春：吉林科学技术出版社，2019.

[5] 张广宇.中医内科学[M].济南：山东科学技术出版社，2020.

[6] 路侠.现代中医临床应用[M].长春：吉林科学技术出版社，2019.

[7] 黄山，何玲，张容超.临床中医适宜技术[M].北京：中国中医药出版社，2019.

[8] 褚四红.中医诊断全书[M].北京：中医古籍出版社，2021.

[9] 朱文锋，庄泽澄，吴承玉.中医诊断学[M].北京：中国中医药出版社，2019.

[10] 王少英.临床中医诊疗精粹[M].北京：中国纺织出版社，2020.

[11] 周仲瑛.中医临证技巧[M].北京：中国中医药出版社，2021.

[12] 王承明.中医内科学[M].北京：中国协和医科大学出版社，2019.

[13] 任宪雷.现代中医临床诊疗[M].北京：科学技术文献出版社，2019.

[14] 吴康健，吴宇超.中医良方集[M].南昌：江西科学技术出版社，2020.

[15] 黄福忠.中医诊治常见疾病[M].成都：四川科学技术出版社，2021.

[16] 许筱颖.中医基础理论[M].济南：山东科学技术出版社，2019.

[17] 马捷.中医诊断基础[M].济南：山东科学技术出版社，2019.

[18] 任健.中医诊断学[M].济南：山东科学技术出版社，2020.

[19] 王漫漫，冯宇飞.中医诊断与临床用药[M].汕头：汕头大学出版社，2019.

[20] 张丰强.中医临证践行录[M].北京：中国中医药出版社，2019.

[21] 周仲瑛.中医内科汇讲[M].北京：中国中医药出版社，2021.

[22] 吴筱枫.实用中医辨证诊疗学[M].汕头：汕头大学出版社，2019.

［23］李洁.中医内科临床治疗学［M］.长春：吉林科学技术出版社，2019.

［24］赵丽.中医诊断学［M］.长沙：中南大学出版社，2021.

［25］郑世章.中医内科疾病诊治思维［M］.北京：科学技术文献出版社，2019.

［26］杨志波.中医皮肤性病学［M］.上海：上海科学技术出版社，2020.

［27］孙京喜，刘汝安，韩明.中医疾病综合诊疗常规［M］.北京：中国纺织出版社，2019.

［28］王淼.肥胖症中医治疗［M］.天津：天津科学技术出版社，2021.

［29］伊善君.中医内科疾病诊断与治疗［M］.长春：吉林科学技术出版社，2019.

［30］崔蒙.中医诊断学［M］.北京：中国协和医科大学出版社，2020.

［31］陈勇.实用中医临床治疗要点［M］.北京：科学技术文献出版社，2019.

［32］王常海，车志英.中医诊断学研究［M］.济南：山东科学技术出版社，2021.

［33］刘玉臻.临床中医综合诊疗与康复［M］.北京：科学技术文献出版社，2019.

［34］潘树和.中医临床辨治实录［M］.北京：人民卫生出版社，2021.

［35］秦华佗，刘格，陈苑珠.中医临证经验与方法［M］.长春：吉林科学技术出版社，2020.

［36］阮氏恒，赵建军.缺血性中风中医治疗研究概况［J］.益寿宝典，2021（12）：0064-0066.

［37］王占武，耿晓娟.心悸中医证治现代研究进展［J］.天津中医药大学学报，2021，40（4）：539-544.

［38］康楠，唐旭东，王凤云，等.急性胃痛中医药诊疗现状［J］.中华中医药杂志，2015，30（3）：800-802.

［39］唐旭东，温艳东，王凤云，等.胁痛中医临床实践指南［J］.中医杂志，2020（4）：361-368.

［40］孙海舒.湿疮的中医防治方法［J］.医师在线，2021，11（18）：40-40.